医防合作模式下结核病防治现场评价手册

主　编　王晓萌　陈　彬

副主编　彭　颖　潘军航

编　者　（按姓氏笔画排序）

王　飞　王　伟　王晓萌　朱业蕾　刘　魁　吴坤阳

张明五　张　钰　陈松华　陈　彬　陈馨仪　周　琳

柳正卫　彭　颖　潘军航

人民卫生出版社

·北 京·

图书在版编目（CIP）数据

医防合作模式下结核病防治现场评价手册 / 王晓萌，陈彬主编. — 北京：人民卫生出版社，2021.9（2021.12重印）
ISBN 978-7-117-32028-3

Ⅰ.①医… Ⅱ.①王… ②陈… Ⅲ.①结核病－防治－手册 Ⅳ.①R52-62

中国版本图书馆 CIP 数据核字（2021）第 177707 号

| 人卫智网 | www.ipmph.com | 医学教育、学术、考试、健康，购书智慧智能综合服务平台 |
| 人卫官网 | www.pmph.com | 人卫官方资讯发布平台 |

医防合作模式下结核病防治现场评价手册
Yifang Hezuo Moshi xia Jiehebing Fangzhi
Xianchang Pingjia Shouce

主　　编：王晓萌　陈　彬
出版发行：人民卫生出版社（中继线 010-59780011）
地　　址：北京市朝阳区潘家园南里 19 号
邮　　编：100021
E - mail：pmph @ pmph.com
购书热线：010-59787592　010-59787584　010-65264830
印　　刷：北京虎彩文化传播有限公司
经　　销：新华书店
开　　本：710×1000　1/16　印张：6
字　　数：89 千字
版　　次：2021 年 9 月第 1 版
印　　次：2021 年 12 月第 2 次印刷
标准书号：ISBN 978-7-117-32028-3
定　　价：33.00 元

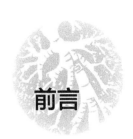

前言

结核病是严重危害公众健康的全球性公共卫生问题，已成为全球传染病的头号杀手，世界卫生组织提出要在2035年终止结核病在全球流行的目标。我国是世界上30个结核病高负担国家之一，结核病的疫情仅次于印度、印度尼西亚，居全球第三位，结核病已成为我国重大的公共卫生和社会经济问题。2011年始我国稳步推行结核病防治"三位一体"新型服务模式，进一步明确"疾病预防控制机构（结核病防治机构）、定点医疗机构、基层医疗卫生机构三位一体"防控模式与机构职责，医防合作模式极大地促进了我国结核病防治工作的进程。由于目前全国范围内对结核病定点医疗机构开展临床诊疗和相应公共卫生任务缺乏明确的考核机制与规范，无法客观科学评价结核病定点医疗机构的登记报告、诊断与治疗质量，无法精准指导定点医疗机构诊疗存在的问题，这无疑将影响结核病防治工作的质量。因此很有必要制定医防合作模式下的结核病防治工作质量评价规范。

20年前，浙江省在全国较早实施结核病诊疗定点医疗机构模式，浙江省的"医防合作，综合防治"服务体系建设与工作质量得到了原卫生部的高度评价，并在全国推广，建立与完善了一系列的技术规范与考核、评价标准。在此基础上，浙江省疾病预防控制中心作为编写单位制定了适用于现场评价的操作手册，内容包括现场评价的组织，现场评价前的准备，如何分别对疾病预防控制机构、结核病定点医疗机构、其他综合性医疗机构包括社区卫生服务机构的结核病防治工作进行评价，包括评价内容、评价方法、评价标准、评价结果的反馈及应用，旨在通过现场指导与评价进一步规范和提升结核病防治工作水平。本手册供各级结核病防治机构指导基层、现场评价基层工作时使用。

由于我国幅员辽阔，不同地区结核病防治体系和工作机制存在差异，本手册必然存在不尽完善之处，恳请全国专家和同道多提宝贵意见和建议，以便对手册做进一步的改进和完善。

王晓萌　陈彬

2021 年 4 月

目录

一、 结核病防治体系的组成

我国的结核病防治服务体系是在各级卫生健康行政部门的领导下，包括疾病预防控制机构、医疗机构（结核病定点医疗机构和结核病非定点医疗机构）和基层医疗卫生机构等分工明确、协调配合的体系。各机构相互配合，根据相关规范与要求，针对不同的评价对象开展结核病防治现场评价工作。

二、 各级机构的工作任务与职责

按照《中华人民共和国传染病防治法》和《结核病防治管理办法》的要求，卫生健康行政部门负责结核病防治的组织领导、监督管理、体系建设和部门协调等工作；按照相关要求，各级结核病防治相关业务机构负责具体设置职能部门、配备工作人员、履行工作职责。

（一）疾病预防控制机构

疾病预防控制机构主要指各级疾病预防控制中心内设的结核病预防控制所（科）或独立设置的结核病预防控制中心（院、所）、慢性病防治院等。其职责是在卫生健康行政部门的领导下，管理辖区内结核病防治评价工作，组织专家组对开展结核病防控工作的医院、基层医疗卫生机构进行技术指导、管理和考核评价。

1. 省级疾病预防控制机构 省级疾病预防控制中心内设结核病预防控制所（科）或独立的省级结核病预防控制中心（院、所）。

（1）负责全省结核病预防控制工作的培训、技术指导、质量监控和技术考核。

（2）按照国家结核病防治规划的要求，结合当地实际为制定全省结核病防治规划、技术规范等提供技术支持，并协助卫生健康行政部门组织实施。

（3）负责全省结核病疫情监测、分析、报告以及结核病登记报告信息系统的管理。

（4）组织实施全省结核病实验室检测和临床诊疗工作的质量控制和技术考核，指导结核病防治网络建设。

（5）组织开展全省结核病防治健康促进和健康教育工作。

（6）开展结核病防治科学研究。

2. 地（市）级疾病预防控制机构 地（市）级疾病预防控制中心内设结核病预防控制所（科）、独立的结核病预防控制中心（院、所）和慢性病防治院等。

（1）负责按照省级结核病防治规划的要求，结合当地实际情况，协助制定本地（市）结核病防治规划和技术规范，并协助卫生健康行政部门组织实施。

（2）负责全市结核病防治规划的培训、技术指导和质量监控。

（3）负责对辖区内医疗机构中结核病防治相关工作的技术指导和技术考核。

（4）承担全市结核病管理信息系统的维护、更新和管理；负责辖区肺结核疫情的监测、报告和通报。

（5）指导辖区内结核病流行病学调查和疫情处置。

（6）组织开展辖区内患者管理和实验室检测工作的质量控制，开展基层结核病健康管理工作的技术指导和质量监控。

（7）组织开展全市结核病防治健康教育工作。

（8）开展结核病防治科学研究。

3. 县（市、区）级疾病预防控制机构 县（市、区）级疾病预防控制中心内设结核病预防控制所（科）、独立的结核病预防控制院（所）和慢性病防治院等。

（1）根据省级、地（市）级结核病防治规划的要求，结合当地实际情况，在卫生健康行政部门组织下，协助制定本县（市、区）结核病防治规划或工作方案，并组织实施。

（2）负责县（市、区）结核病防治规划的落实，负责对辖区内医疗机构和基层公共卫生机构的培训、技术指导和技术考核。

（3）在卫生健康行政部门的组织领导下，建立与县（市、区）定点医疗机构和基层医疗卫生机构间的例会工作制度，按月度开展工作协调和沟通。

（4）负责所辖县（市、区）结核病管理信息系统的维护、更新和安全管理；开展辖区内肺结核疫情的监测、报告和通报；对聚集性疫情开展流行病学调查和现场处置。

（5）组织开展结核病重点人群的监测与预防控制、肺结核或疑似肺结核患者及密切接触者的追踪，以及对基层报告的失访患者开展追访等工作。

（6）组织开展辖区内患者管理和实验室检测工作的质量控制。

（7）组织开展辖区内结核病防治健康教育工作。

（二）结核病定点医疗机构

结核病定点医疗机构的设置应符合《医疗机构管理条例》规定并按呼吸道传染病诊疗和防护条件设置结核病门诊和病房，根据结核病病情进行分级诊疗，各级定点医疗机构要加强医疗质量控制工作。

1. 省级结核病定点医疗机构

（1）开展疑难、重症及耐药肺结核等患者的诊断和治疗服务，建立与下级结核病定点医疗机构的患者转诊，以及与属地疾病预防控制机构的信息沟通机制，同时开展出院后继续在本院治疗的门诊患者的随访管理。

（2）开通结核病管理信息系统，开展结核病患者报告、登记和相关信息的录入工作。

（3）协助疾病预防控制机构开展全省结核病规范诊疗业务培训，以及结核病诊疗的技术指导；接受疾病预防控制机构对结核病防治相关工作的技术指导。

（4）协助疾病预防控制机构开展本省结核病诊疗质量控制和评估工作。

（5）开展结核病诊疗新技术和新方法的应用研究。

（6）对肺结核患者和家属开展健康教育。

2. 地（市）级结核病定点医疗机构

（1）负责辖区肺结核患者的诊断、报告、登记、治疗和管理服务，并做好相关信息的录入工作。

（2）重点开展疑难、重症及耐药肺结核等患者的诊断、治疗和关怀。

（3）协助疾病预防控制机构建立与辖区内定点医疗机构的信息沟通机制，对门诊、住院及出院后患者进行随访管理。

（4）协助疾病预防控制机构开展对县（市、区）级结核病定点医疗机构的规范诊疗业务培训和技术指导；接受疾病预防控制机构对结核病防治相关工作的技术指导和技术考核。

（5）对肺结核患者和家属开展健康教育。

3. 县（市、区）级结核病定点医疗机构

（1）负责对所有就诊肺结核患者的诊断、报告、登记、治疗以及随访管理服务，并做好相关信息的录入工作。

（2）协助疾病预防控制机构开展对基层医疗卫生机构医护人员的业务培训和技术指导。

（3）负责向上级定点医疗机构转诊疑难重症和耐药肺结核患者。

（4）建立与属地疾病预防控制机构的信息沟通机制，并接受疾病预防控制机构对结核病防治相关工作的技术指导和技术考核。

（5）开展病原学阳性患者密切接触者和重点人群的筛查工作。

（6）对肺结核患者和家属开展健康教育。

（三）非定点医疗机构

1. 对就诊的肺结核或疑似肺结核患者进行报告。

2. 对辖区内肺结核或疑似肺结核患者进行转诊。

3. 实施结核病防治培训、健康教育和感染防控工作。

（四）基层医疗卫生机构

1. 负责筛查、推介或转诊肺结核可疑症状者或疑似肺结核患者到县（市、区）级结核病定点医疗机构明确诊断。

2. 负责转诊、追踪辖区内肺结核患者、疑似肺结核患者以及有可疑症状的密切接触者。

3. 负责对上级专业机构通知管理的肺结核患者开展居家服药治疗期间的督导管理以及与属地疾病预防控制机构的信息沟通。

4. 协助疾病预防控制机构开展辖区内重点人群的筛查工作。

5. 对辖区内居民开展结核病防治知识宣传。

三、 资料数据的来源与收集

结核病控制资料数据在结核病防控工作中起着重要作用，及时、准确和完整的资料数据是制定结核病防治策略和措施、评价结核病防治工作效果与质量以及预测结核病流行趋势的重要依据。评价可采用定性与定量相结合的方法。评价主要来源于结核病监测系统、现场专题调查等评估有关数据。收集的相关资料主要包括：传染病疫情资料、结核病患者诊疗信息登记资料、工作报表、结核病防治机构信息资料等统计资料。

（一）传染病疫情资料

各级各类医疗卫生机构应按照《中华人民共和国传染病防治法》乙类传染病的报告要求，对诊断的肺结核及疑似肺结核患者在 24 小时内进行登记报告。县（市、区）级疾病预防控制机构应每日浏览辖区内"传染病报告卡"信息，了解当地的肺结核报告情况。

（二）结核病患者诊疗信息登记资料

1. 结核病定点医疗机构应浏览"传染病报告卡"，订正录入已就诊肺结核及疑似肺结核患者的到位信息。对前来就诊的患者进行初诊登记，并做好实验室检测记录。对确诊结核病患者的诊断、治疗和管理等信息进行病案记录，并在获得信息后的 24 小时内完成系统录入。对需要到上级医疗机构开展耐药筛查的患者要在 24 小时内建立耐药筛查信息。患者治疗过程中的随访检查、治疗转归等信息应于获得信息后 48 小时内完成系统录入。

2. 耐药肺结核定点医疗机构应做好利福平耐药肺结核患者传染病报告卡追踪信息的登记工作和利福平耐药患者的筛查、诊断、治疗和管理信息的病案记录工作，并在获得信息后 48 小时内完成系统录入。

3. 县（市、区）级疾病预防控制机构应做好没有及时到结核病定点医疗机构就诊的肺结核或疑似肺结核患者追踪信息的记录工作，并在获得信息后48 小时内完成系统录入。

4. 基层医疗卫生机构应做好肺结核患者随访、肺结核患者服药记录等工作。肺结核患者完成治疗后，基层医疗卫生机构应将"肺结核患者服药记录卡"或"利福平耐药肺结核患者服药记录卡"交至辖区内的结核病定点医疗机构留存。病原学阳性肺结核患者密切接触者筛查、65 岁及以上老年人、糖尿病患者肺结核可疑症状筛查和推介信息应在下一季度第一个月的 5 日前报送至县（市、区）级疾病预防控制机构。

（三）工作报表

尚不能依靠结核病监测系统常规监测到的，与患者相关的信息和结核病防治工作中的经费计划与使用、药品管理、培训、督导和健康促进等工作信息按季度报表或年度报表的形式进行记录和报告。

疾病预防控制机构和 / 或结核病定点医疗机构收集的季度报表要求在下一季度第一个月的 10 日前完成系统录入；年度报表要求在次年的 1 月 31 日之前完成系统录入。省级和地（市）级负责对所辖区域内的季度和年度录入报表进行审核，并要求在录入当月月底前完成（表 1-1）。

表 1-1　结核病防治季度和年度报表情况

报表类型	报表名称	报送单位
季度报表		
	初诊患者检查情况	县(市、区)级结核病定点医疗机构
	病原学阳性肺结核患者密切接触者检查情况	县(市、区)级疾病预防控制机构／结核病定点医疗机构／基层医疗卫生机构
	学校肺结核患者密切接触者检查情况	县(市、区)级疾病预防控制机构／结核病定点医疗机构
	糖尿病患者肺结核筛查情况	县(市、区)级疾病预防控制机构／结核病定点医疗机构／基层医疗卫生机构
	药品用量情况	县(市、区)级疾病预防控制机构／结核病定点医疗机构
年度报表		
	痰涂片盲法复检结果	地(市)级疾病预防控制机构
	HIV/AIDS 开展结核病筛查情况	县(市、区)级疾病预防控制机构／结核病定点医疗机构
	TB/HIV 双重感染患者治疗情况	县(市、区)级疾病预防控制机构／结核病定点医疗机构
	老年人肺结核筛查情况	县(市、区)级疾病预防控制机构
	本级财政对结核病防治的专项投入情况	各级疾病预防控制机构
	健康教育活动开展情况	各级疾病预防控制机构
	培训工作开展情况	各级疾病预防控制机构
	督导情况	各级疾病预防控制机构

（四）结核病防治机构信息资料

疾病预防控制机构应及时收集并更新辖区内结核病防治机构的相关信息，主要包括机构设置、诊疗和实验室检测能力等。每年的 1 月 15 日前地（市）级疾病预防控制机构应对辖区内结核病防治机构的上报机构信息进行审核，省级疾病预防控制机构要求在每年的 1 月 31 日前完成机构信息审核。

对收集的相关资料进行统计分析，了解和掌握所辖地区结核病防治规划执行单位的政府承诺、机构能力、患者发现、治疗管理、统计监测等方面的现状，发现工作成绩和存在的不足。根据上一年或上一季度结核病防治规划的关键指标进行排序，根据评价的目的选择排序规则，确定拟评价的重点单位。或根据既往评价的覆盖情况，按照随机或历年覆盖率确定拟评价的重点单位。或根据各地存在的问题，重点抽查存在问题的需要评价的地区。确定评价地区后，则需要对这些地区的资料再次深入分析，找出主要存在的问题（例如：政府承诺、医保报销比例、患者发现、药品管理、经费管理、统计报告等）及可能的影响因素，从而确定本次评价的重点内容。

四、 评价的目的与应用

了解结核病防治相关计划的实施状况，掌握当地政府承诺和干预的影响力，主要包括结核病防治实施行动计划的制定、发布和实施情况，覆盖面、进程和障碍。评价结核病防治目标的实现程度和阶段性结果。评价各级结核病防治机构的结核病防治过程实施进度和质量、主要障碍和可持续性，以促进结核病防治规划与措施的顺利实施。通过现场指导、示范和培训，提高各级结核病防治管理人员和技术人员的认识、管理和技术水平。根据现场评价结果提出改进建议，反馈被评价单位的意见和要求。

五、 评价的时间与频度

各级结核病防治机构根据现场评价的目的，按照评价的频率、评价对象数量以及评价专家组的时间，制订年度现场评价计划，安排好全年的评价进度。

省级结核病防治机构应每年对所辖的全部市级结核病防治机构至少进行 1 次现场评价，同时每年对每市至少抽查 2 个县（市、区）级结核病防治机构进行评价。

市级结核病防治机构每年对所辖的全部县（市、区）级结核病防治机构至少进行 1 次现场评价。

县（市、区）级结核病防治机构每年评价 4 次，要求对目前正在接受治疗的患者所在的各村及其所属乡（镇）进行现场评价，并抽查肺结核患者管理情况。

乡（镇）级结核病防治机构对村卫生室和村医进行现场评价，对结核病患者按照结核病健康管理服务规范的要求进行现场评价。

第二章　评价组织

一、领导机构

疾病预防控制机构在卫生健康行政部门的领导下，牵头负责对开展结核病防控工作的医疗机构、基层医疗卫生机构进行结核病防治现场评价。

中国疾病预防控制中心负责对全国开展结核病防控工作的省、市、县（市、区）级疾病预防控制机构、医疗机构、基层医疗卫生机构进行结核病防治现场评价。

省级疾病预防控制中心负责对全省开展结核病防控工作的市、县（市、区）级疾病预防控制机构、医疗机构、基层医疗卫生机构进行结核病防治现场评价。

地（市）级疾病预防控制中心负责对全市辖区内开展结核病防控工作的县（市、区）级疾病预防控制机构、医疗机构、基层医疗卫生机构进行结核病防治现场评价。

县（区）级疾病预防控制中心负责对辖区内开展结核病防控工作医院、基层医疗卫生机构进行结核病防治现场评价。

二、专家库的建立

（一）专家库人选的组成

1. 组建督导评价专家库，专家库成员应涵盖卫生健康行政部门结核病分管领导、临床诊治、疾病控制、实验室检测、影像等各方面，参与评价的专家库成员应具备较高的业务水平和管理能力。专家库成员根据每年人员变动情况及时更新，评价组成员每年必须参加至少一次现场评价。

2. 争取政府及相关部门领导参加现场评价，如政府、发展和改革委员会、财政、审计、卫生行政官员及合作伙伴等成员，有利于现场评价时深度、权威地解读相关政策，同时让政府相关部门更加了解结核病防治的具体工作，有利于政策的修订与出台。

3. 针对每次评价的目的，以发现问题和解决问题为导向，合理组合相关领导、专家和技术人员，以保证现场评价工作顺利开展。

（二）专家人选的条件

评价专家组成员应具备较高的业务水平和管理能力，具体要求如下：

1. 熟悉国际、国内及本地区的结核病流行情况。

2. 掌握中国结核病控制策略，熟悉《中国结核病预防控制工作技术规范（2020 版）》中的操作技术规范及理论依据，既能对中国结核病控制策略要素进行宏观评价，也能对具体技术措施进行评价。

3. 具备信息收集、分析、利用和反馈的能力，以及总结经验、发现问题和解决问题的能力。

4. 具有现场指导和现场培训的能力，以及良好的口头表达和撰写评价报告的能力。

第三章 评价程序

一、 评价前的准备

（一）资料收集与分析

相关资料具体包括：结核病管理信息系统，月度、季度、年度监测数据分析报告，相关结核病防治项目进展报告，各类监测点、项目点数据分析与资料汇总以及公众、患者、基层等反映或投诉的情况。

通过对收集的相关资料进行统计分析，了解和掌握所辖地区结核病防治规划执行单位的政府承诺、机构能力、患者发现、治疗管理、统计监测等方面的现状，发现工作成绩和存在的不足。

（二）确定评价地区和重点内容

根据上一年或上一季度结核病防治规划的关键指标进行排序，确定拟评价的单位与内容；或根据既往评价的覆盖情况，按照随机或历年覆盖率确定拟评价的重点单位；或根据存在的问题，重点抽查存在问题的地区。

确定评价地区后，则需要对这些地区的资料再次深入分析，找出主要存在的问题（例如：政府承诺、医保报销比例、患者发现、药品管理、经费管理、统计报告等）及可能的影响因素，从而确定本次评价的重点内容。

（三）制订现场评价计划

每次评价前必须制订详细的现场评价计划和提纲，包括背景、目的、日程安排、评价方式、评价内容和对象、人员及分组、专家组的要求与组织等。

1. 背景 包括该地区的概况、结核病控制历史与现状、主要工作进展，通过相关资料分析，初步确定结核病控制可能存在的主要问题和障碍。

2. 目的 阐明本次现场评价要达到的目的和预期目标。

3. 日程安排 包括准备会、出发、现场评价、总结和反馈、返程等的时间安排。

4. 评价方式 采取现场核查的方式进行评价。

5. 人员及分组 根据建立的专家组人员名单抽取评价专家库人员，确定评价组组长，组长由卫生健康行政部门领导或疾病预防控制机构的负责人担任，每组由组长确定1名联络员，联络员一般由疾病预防控制机构的业务骨干担任。其他评价组成员根据本次评价内容与目的针对性地从评价专家库中选择。

组长职责：负责现场评价的有关计划、评价报告的撰写或审核，负责组织、协调现场评价工作，做好专家组成员的选择和分工，组织协调现场指导及反馈工作，保证现场评价工作的顺利进行。

联络员的职责：根据组长的要求，做好评价专家组和被评价地区的联络工作。配合组长做好组建专家组、管理、现场评价准备工作及正式评价报告的撰写等工作，做好现场评价工作的记录及相关表格的填写和收集，完成组长交代的其他工作任务。

6. 评价通知发文 通知内容包括：现场评价的目的、方法、内容、日程安排、人员及分组和其他相关事宜，例如：材料准备、接待计划、联系人与联系方式等。在评价前一周须正式发文通知被评价地区。评价通知范例见附录1。

7. 召开准备会 准备会的一般程序：介绍被评价单位相关背景资料、介绍被评价单位结核病防治的进展情况，介绍本次评价的方案、讨论。在前往现场开展评价之前，所有评价组成员必须集合起来进行讨论，让每位参加评价的人员明确此次评价的目的、地区、内容、方法、人员分组和实施方案，做到分工明确、责任到人。评价组成员可就《现场评价清单》的内容与本次现场评价有关事宜进行广泛讨论，以统一评价标准和规范，有利于现场评价的顺利实施。

二、 现场督导

根据现场评价计划前往评价地区开展现场督导。

现场交流沟通内容主要如下：

1. 说明本次评价的目的，介绍评价专家组成员。

2. 听取被评价单位的汇报（口头或书面汇报）。

3. 阅读书面材料。

4. 提出问题，要求被评价单位提供相关信息。

通过现场提问，可获得大量未汇报或不详细但关系到本次评价重点的重要信息。现场评价整个过程中，应与相关人员讨论和分析问题，根据发现的问题进行现场指导和培训。

三、 核实和分析信息

在对各部门的考察中，应核实和分析各种重要信息：

1. 发现成绩、优势和特点。

2. 找出主要问题及分析问题产生的原因。

3. 与相关人员讨论解决问题的途径和方法。

四、 提出评价和建议

评价组成员根据现场督导中发现的成绩和问题进行总结，共同讨论提出意见和建议，重要的评价和建议在反馈前应与被评价单位有关人员一起讨论得出。

五、 现场反馈

1. 与被评价单位的人员当面进行交流和反馈。

2. 在主要由相关技术人员参加的现场评价反馈会上，应提出存在的具体技术问题及改进措施与建议。

3. 在被评价地区有关领导出席的现场评价反馈会上，应侧重从政策与保障层面提出评价和建议。

4. 认真听取相关领导和技术人员的意见，作为起草现场评价报告的参考。

六、　撰写评价报告

现场评价结束后要及时撰写评价报告，经领导审核后向被评价单位反馈评价报告，根据需要抄报或抄送相关部门。

评价报告不是简单的工作记录，而是以书面形式对整个评价工作进行描述和总结。开展现场评价者应尽快（一般不超过 2 周）完成督导报告，经领导审核后反馈给被评价单位。评价报告应条理清晰、重点突出、层次分明，报告框架主要包括以下部分：

1. 标题　突出督导的对象和内容。例如：×× 省疾病预防控制中心关于反馈 ×× 市结核病防治工作情况的函。

2. 内容与方法　概要描述本次现场评价的目的、内容、参与人员（逐一列出参加本次评价的全部人员名单）、时间（指在被评价单位进行评价活动现场的起止日期）、被评价的对象（例如：×× 省、×× 市、×× 县 ×× 单位）、方法。

3. 评价结果　根据《现场评价清单》记录、现场观察、个人访谈记录来描述、提炼、概括本次评价情况，评价内容包括基本情况、评价主要内容的结果描述，特别要注意成绩与经验的叙述与凝练，提高各级人员的工作积极性，鼓励他们今后更好地开展工作。

4. 存在问题　对存在问题的描述应注意把政策性与技术性问题分开。向政府或行政部门领导反馈的问题应侧重政策与保障建设方面，不必过多拘泥于技术细节。

问题的严重性最好量化表示，特别要反映出对上次评价中发现问题的随访情况。

5. **建议**　建议应针对问题提出，提出的建议要分轻重缓急，突出重点。建议的描述尽可能避免带有强迫性的文字。

所有的建议必须根据当地的实际情况，具有明显针对性、可行性与可操作性，应明确谁来做、怎样做，且改进后的效果可以测量。

第四章 评价方法

现场评价的主要方法有数据分析法、座谈会、访谈、现场调查、模拟操作测试等。根据评价目的选择不同的评价方法，现场评价时利用设计好的《现场评价清单》——记录并进行评价。具体方法介绍如下：

一、 数据分析

现场评价的数据分析方法主要有描述性统计，最常见的为比较性分析，一般根据结核病信息管理系统的历年数据进行比较分析，分析被评价地区结核病防治相关指标在不同时期的变化情况，通过相关指标的变化情况评价该地区结核病防治的情况。

（一）数据资料的收集

只有收集及时、准确、完整的信息资料，才能为结核病防治决策提供科学依据。对信息资料进行分析前，首先要对信息资料的质量进行评价。主要从完整性、准确性和及时性等方面对原始信息资料填写 [包括初诊患者登记本、病案记录、结核病患者登记本、痰涂片检查登记本和县（市、区）结核病防治机构肺结核患者和疑似肺结核患者追踪情况登记本]、结核病管理信息录入（包括初诊患者信息、结核病患者的病案信息等）、季度报表和年度报表统计数据的质量进行系统评价。

现场评价时可选择、利用《现场评价清单》，及时有效地收集到本次评价需要的相关数据。查阅相关资料，包括各种政府文件、会议、医学记录（病案、表、册、卡片）及登记资料。

（二）数据资料的分析

利用季度工作报表资料可以分析该季度结核病患者发现情况，如结核病患者登记情况、新涂阳肺结核患者的性别、年龄、初诊患者来源及查痰情况；患者管理情况，如上季度登记患者 2 个月、3 个月末的痰菌阴转、去年同一季度登记患者的治疗队列结果分析等；规划活动开展情况，如药品、督导及患者访视、培训、健康教育等。

利用年度工作报表资料，可以分析经费到位及使用情况、结核病防治机构现有的设备及人员情况、结核病患者登记及治疗队列分析结果等。

在分析过程中，要重点关注结核病的流行病学特征、疫情变化趋势、防治对策和效果，并提出有针对性的措施和建议。分析中应有相关的文字材料和统计图表等。

当某地出现结核病的暴发流行时，应及时做专题分析。

每年应举行一次"结核病疫情分析会"，对疫情现状进行分析，对未来的疫情趋势作出预测评估。

二、 座谈会

到达评价现场后，为使双方充分了解本次评价目的和内容，一般采取座谈会的形式，现场评价小组成员与被评价单位相关人员集中开一次简短的座谈会，进行双方的简单介绍，双方就本次评价的内容与安排进行沟通和讨论，为下一步现场评价的开展奠定基础。

三、 访谈

根据评价的目的，以及《现场评价清单》的评价内容，按要求对不同评价对象进行现场访谈，例如访视患者、可疑症状者、患者家属和社区群众，访谈政府和卫生行政部门的官员、结核病防治机构的管理人员和医务人员。

四、 现场调查

根据评价目的和内容，有时候需要把个体列为调查对象，这就需要针对个体做现场专题调查。

现场调查是经过培训的调查人员在现场采用入户调查、拦截访问和观察法做调查或在办公室采用电话调查、邮寄问卷、电子邮件调查和网上调查，最终完成调查工作。比如评价基层医疗机构患者管理覆盖情况，时间有限，调查对象是患者，由于隐私或不方便见面，可采取电话调查的方法，抽取需要调查的对象，并按调查提纲对患者开展电话调查。

（一）现场观察

依据结构化表格进行现场情况观察。如观察现场实验室的标准化操作流程、实验室现场操作、生物安全、布局、感染控制、消毒设施等。

（二）资料查阅

通过现场考察的方法，收集现场抽查对象的基本数据，可通过查阅相关资料如各种政府文件，会议和培训的通知记录，医学记录如病案、胸部 X线、表、册、卡片及登记资料等，根据《现场评价清单》的内容，或询问和讨论相关问题，按要求记录现场考察的结果。采用描述性统计分析方法，计算相关评价内容，比较相关指标的高低，是否达到本省或本地区结核病防治规划或行动计划或《全国结核病防治规划》的相关要求，从而对相关内容进行评价。

五、 模拟操作测试

主要涉及实验室具体操作流程，根据结核病实验室的相关操作要求，现场观看实验室技术人员开展结核分枝杆菌涂片、培养等具体实践操作或进行熟练度测试。

结核病发现、登记、管理等实际操作，可以现场观看管理工作人员在计算机前演示病案推送、登记报告等具体操作的流程及熟练度情况。

第五章 疾病预防控制机构的评价

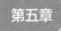

按照《中国结核病预防控制工作技术规范》要求，了解各级疾病预防控制机构结核病防治相关的规划实施、政策落实、经费投入、能力建设等情况，系统评价疾病预防控制机构结核病防治工作，切实提升防治工作质量。

一、政策与保障

（一）工作要求

县级以上地方卫生行政部门负责拟订本辖区内结核病防治规划并组织实施；组织协调辖区内结核病防治服务体系的建设和管理，统筹规划辖区内结核病防治资源，对结核病防治服务体系给予必要的政策和经费支持，组织开展结核病防治工作的监督、检查和绩效评估。

（二）评价方法

现场查看文件，了解当地政府是否制定并下发本地区的结核病防治规划，了解疾病预防控制机构是否制订年度实施计划。

与疾病预防控制工作人员座谈了解负责落实患者补助的单位，查看专项补助经费发放单据。

（三）指标要求

查阅制定并下发结核病防治规划并有具体的年度实施计划，出台针对结核病患者的多渠道筹资政策（详见附表 5-1），省财政耐多药专项经费落实到位并规范使用，落实结核病医保政策（详见附表 5-2）。

规划制定率：用于评价当地政府结核病防治规划的制定情况。

实施计划制订率：用于评价当地疾病预防控制部门年度实施计划的制订情况。

是否出台结核病患者的多渠道筹资政策。

省财政耐多药专项经费落实到位率：实际到位经费 / 省级拨付经费 × 100%。

省财政耐多药专项经费规范使用率：规范发放补助经费的患者数 / 抽查的患者总数 × 100%。

结核病患者医保起付线、封顶线、报销比例。

二、 结核病监测质量

（一）工作要求

各级医疗卫生机构和疾病预防控制机构应对系统录入信息的及时性、完整性和准确性进行自查。疾病预防控制机构应每日浏览审核结核病登记报告信息，定期对结核病信息报告进行质量控制。结合各级结核病防治机构的督导工作，开展结核病监测数据质量检查工作。检查内容包括监测系统中结核病信息报告的及时性、完整性和准确性。对发现的问题及时提出改进建议，并向被检查单位及其上级主管部门反馈。

（二）评价方法

现场核查抽取定点医疗机构的 5 份普通和 5 份耐药肺结核患者病历，核对与结核病专报信息系统记录的一致性（详见附表 5-3、附表 5-4）。核查上季度"耐药肺结核患者追踪管理登记本"和结核病专报系统（详见附表 5-5）。

（三）指标要求

查阅并统计定点医疗机构病案记录与结核病专报信息系统一致的记录条目数，结核病专报系统登记的耐药患者数，耐药追踪管理本登记的耐药患者数。

监测数据一致率：定点医疗机构病案记录与结核病专报信息系统一致的记录条目数 / 核查的条目总数 ×100%；

耐药患者监测信息一致率：耐药追踪管理本登记的耐药患者数 / 结核病专报系统登记的耐药患者数 ×100%。

三、　患者追踪与随访管理

（一）工作要求

疾病预防控制机构应组织转诊未到位患者的追踪工作。

1. 追踪对象

（1）医疗卫生机构报告或转诊的非住院肺结核或疑似肺结核患者 24 小时内未到辖区结核病定点医疗机构就诊者；检查结果为"利福平耐药"的患者在报告后的 3 天内未到本辖区耐多药肺结核定点医疗机构就诊者。

（2）在医疗卫生机构进行住院治疗的肺结核患者，出院后 3 天内未到辖区结核病定点医疗机构就诊者。

2. 追踪程序

（1）县（市、区）级疾病预防控制机构电话追踪：由县（市、区）疾病预防控制机构人员直接与患者电话联系，了解患者未就诊原因，劝导患者到结核病定点医疗机构就诊和明确诊断。

（2）基层医疗卫生机构现场追踪：县（市、区）级疾病预防控制机构电话追踪后 5 天内未到结核病定点医疗机构就诊者，县（市、区）级疾病预防控制机构要通知基层医疗卫生机构人员到患者家中了解具体情况，劝导患者到结核病定点医疗机构就诊。同时向县（市、区）级疾病预防控制机构进行反馈。

（3）县（市、区）级疾病预防控制机构现场追踪：基层医疗卫生机构现场追踪后 7 天内仍未到位的患者，县（市、区）级疾病预防控制机构追踪人员应主动到患者家中了解具体情况，劝导患者到结核病定点医疗机构就诊。

（4）在辖区内耐多药肺结核定点医疗机构确诊但尚未前往接受治疗的利

福平耐药患者，地（市）级疾病预防控制机构要组织开展追踪工作，督促患者前往耐多药定点医疗机构进行治疗。

县（市、区）疾病预防控制机构每月应将患者转诊和追踪到位情况及结核病的核实诊断情况反馈给转诊单位，将转诊未到位患者的追踪结果填写在"肺结核患者或疑似肺结核患者追踪情况登记本"上。

地（市）级疾病预防控制机构应将利福平耐药肺结核患者的追踪信息，填写在"利福平耐药肺结核患者追踪管理登记本"上，记录未接受二线抗结核治疗原因，落实耐药患者的社区管理。

超过5天未到县（市、区）级结核病定点医疗机构随访取药的患者，县（市、区）级结核病定点医疗机构首先电话联系患者，督促其3天之内到结核病定点医疗机构随访取药，3天内仍未随访到的患者，疾病预防控制机构通知基层医疗卫生机构进行现场追踪，若通知患者5天后仍未到定点医疗机构取药，县（市、区）疾病预防控制机构应进行家访。若患者已离开当地，应与患者前往地的疾病预防控制机构联系，对患者实施跨区域管理，确保患者完成全部疗程。

（二）评价方法

1. 查看县（市、区）结核病防治机构肺结核患者和疑似肺结核患者追踪登记本，统计从本年度开始到评价前一个月的综合医疗机构报告和转诊到位，以及结核病防治机构追踪和追踪到位的患者数量；核查地市级疾病预防控制机构上季度"耐药肺结核患者追踪管理登记本"和结核病专报系统（详见附表5-5）。

2. 查阅转入和转出患者登记本，询问开展追踪和患者管理的工作程序。

（三）指标要求

查阅并统计指定时间段应转诊或追踪患者数，已到位患者数，因死亡未到位患者数，未接受二线治疗耐药患者数，门诊治疗的耐药患者数，落实社区管理的耐药患者数，跨区域信息反馈的患者数与转入辖区的患者总数。

1. 总体到位率 =（到位患者数 + 因死亡未到位数）/ 应转诊或追踪的患者总数 ×100%

2. 耐药患者纳入治疗率 =（耐药追踪管理本登记数 − 未接受二线治疗耐药患者数）/ 耐药追踪管理本登记数 ×100%

3. 耐药患者落实社区治疗管理率 = 落实社区管理的耐药患者数 / 门诊治疗的耐药患者数 ×100%

4. 跨区域患者信息反馈率 = 转入患者反馈数 / 转入患者总数 ×100%

四、 会议与培训

（一）工作要求

地（市）级每年为下级机构开展 2 ~ 4 次不同类型的培训。县（市、区）级每年应至少为乡镇卫生院（社区卫生服务中心）、村卫生室（社区卫生服务站）人员开展 2 次业务培训。

各级疾病预防控制机构要根据需求制订培训计划，需求的分析应结合当前机构的工作现状、发展计划、参训人员的素质基础，以及可利用的各类资源等因素。各级疾病预防控制机构要把培训工作纳入本级年度结核病防治工作的整体计划，并为计划实施创造有利条件。培训计划包括培训目的、时间和地点选择、培训对象、培训内容、培训形式、师资选择、经费预算等。组织机构应按照培训计划和日程安排，完成课程讲授或相应的培训活动，培训结束资料及时归档。应对本年度组织实施的培训工作及时进行总结评估，包括对培训教材、培训方法及培训效果的评估，撰写评估报告，为下一年度改进培训工作提供依据。

（二）评价方法

现场核查疾病预防控制机构相关资料，查看照片和资料。

（三）指标要求

1. 统计会议、培训专业领域。

2. 会议、培训次数；参加总人数；培训及时录入专报。

3. 制订年度培训计划。

4. 按计划完成培训。

五、 督导

（一）工作要求

1. 地（市）级结核病防治机构每年对所辖县（市、区）至少督导2次，每次督导时抽查被督导县（市、区）所辖的1~2个乡（镇）、村和肺结核患者。

2. 县（市、区）级结核病防治机构每年督导4次，要求对目前正在接受治疗的患者所在的各村及其所属乡（镇）进行督导，并抽查肺结核患者管理情况。

3. 乡（镇）级结核病防治机构对村卫生室和村医进行督导，对结核病患者按照结核病健康管理服务规范的要求进行督导。

（二）评价方法

现场核查疾病预防控制机构、定点医疗机构及社区卫生服务中心提供的相关资料，查看结核病专报信息系统中督导记录。

现场访谈相关人员，了解具体督导实施过程以及下级对上级督导质量、现场解决疑难问题的反馈。

（三）指标要求

统计应督导县数、督导2次及以上县数；应督导乡镇数、督导4次及以上乡镇数；录入专报的督导县数、录入专报的督导乡镇数。

1. 市级督导完成率 = 督导4次及以上县数 / 应督导县数 ×100%。

2. 县级督导完成率 = 督导 6 次及以上乡镇数 / 应督导乡镇数 × 100%。

3. 督导信息录入一致性，指实际督导数与系统录入数是否一致。

六、 免费抗结核药品管理

（一）工作要求

根据上级单位的"药品发货通知"或"药品出库单"，重点核对药品的名称、数量、包装、批号和有效期等。同时应检查药品的质量，片剂应注意是否有压碎、变色的情况；胶囊应注意是否泄漏；注射用水应注意安瓿是否破裂；注射器需注意包装是否漏气。药品符合要求则登记入库，同时将未通过验收的药品单独摆放，并上报相关部门。

各级结核病定点医疗机构的药品交接手续必须齐全，上级单位应开具"药品出库单"，下级接收单位应开具"药品入库单"。

（二）评价方法

现场查看疾病预防控制机构和定点医疗机构相关药品出入库手续和发放记录（详见附表 5-6）。

（三）指标要求

1. 核查药品出入库记录、一个季度疾病预防控制机构发放免费药品数量、一个季度定点医疗机构接收免费药品数量。

2. 免费药品出入库记录完整。

3. 疾病预防控制机构药品发放、定点医疗机构接收数量一致。

七、　学校结核病管理

（一）工作要求

按照《学校结核病防控工作规范》要求，发现学校结核病病例后，疾病预防控制机构应当及时开展病例所在学校师生密切接触者的筛查工作。结核病病例的密切接触者指与结核病病例直接接触的人员，主要包括同班师生、同宿舍同学。如果在同班、同宿舍师生筛查中新发现了 1 例及以上结核病病例，须将密切接触者筛查范围扩大至与病例同一教学楼和宿舍楼楼层的师生；同时，要对与病例密切接触的家庭成员进行筛查。对筛查发现的单纯 PPD 强阳性、胸部 X 线片正常的密切接触者，在其知情、自愿的基础上可进行预防性服药。

（二）评价方法

现场查看学校结核病处置工作记录及密切接触者筛查情况记录表（详见附表 5-7）。

（三）指标要求

1. 核查统计症状筛查人数、PPD 筛查人数、胸部 X 线筛查人数、涂片、培养结果、预防性服药情况与随访记录。

2. 按 2017 版学校结核病处置规范要求进行疫情处置。

八、　健康教育

（一）工作要求

各级疾病预防控制机构通过组织开展针对社会公众和重点人群的健康教育活动，提高结核病防治知识的认知水平，促进形成健康的生活行为方式，预防结核病疫情，保护人民健康。活动目标应结合当地结核病防治和宣传教育工作的现状，与区域卫生和健康工作的发展有效结合，统筹兼顾公众和重点人群的宣传特点来制定。活动方案包括活动名称、活动主题、活动的组织领导、实施机构和职责分工、主要参加人员、具体活动内容、活动保障、总结评估等。活动形式的设计要注意传递的信息明确、有时代特色、立意新颖、突出地方结核病防治特色。落实活动方案各环节具体的工作流程，包括活动场所的报批、多部门参与的提前邀请、活动材料的准备、落实主要参与人员的活动项目、媒体的提前邀约和通稿的撰写、现场活动的全程记录等。活动结束后应及时组织参与部门开展总结，总结的主要内容包括活动的组织领导、具体实施、效果和经验、创新和突破、工作建议和下一步设想等，并把重点活动的开展及总结作为机构绩效考评的一项指标，活动材料及时归档保存。

（二）评价方法

现场核查疾病预防控制机构相关资料，查看照片和资料。现场访谈相关人员了解活动的实施过程及健康教育的效果反馈。

（三）指标要求

1. 查阅结核病健康教育宣传计划、结核病宣传资料下发情况。

2. "3·24 世界防治结核病日"宣传组织开展情况、志愿者活动开展情况、开展新媒体健康教育的相关资料。

3. 查阅健康教育活动专报录入的情况。

4. 健康教育活动计划完成率。

九、 实验室质量控制

（一）工作要求

1. 实验室应有相对固定的人员负责结核病的相关检测工作，人员的数量应能满足工作的需求，检测人员应具备检测能力或从业资格。

2. 实验室应取得相关的资质，并向相关主管部门进行实验室生物安全备案。

3. 实验室应制定实验室规章制度、标准化操作流程、生物安全规定等。市级及以上疾病预防控制机构应具备开展结核病病原学检测、药物敏感性试验、菌种鉴定能力，县（市、区）级疾病预防控制机构应具备开展结核病病原学检测能力。

4. 结核病实验室各项操作应符合相应生物安全等级要求。实验室所用设施、设备和材料（含防护屏障）应符合国家相应的标准和要求。医疗废弃物处理应符合医疗废物管理条例要求。

5. 组织开展对管辖区域结核病实验室的质量评估工作，对室间质量评估结果不合格的实验室应开展能力验证失控分析报告，并组织专项督导，必要时再次进行能力验证工作复核活动。

6. 负责收集、汇总、上报国家结核病防治规划要求的各项数据。

7. 负责协调管理辖区结核菌种或样本的运输管理工作，运输材料应完整，包装、运输、操作、储存和管理等应符合规范。

（二）评价方法

通过现场询问结核病实验室工作开展情况、实地查看实验室建设情况，了解实验室基本设施、设备配备及使用情况、结核病实验室人员配备情况。查阅实验室的检测记录，评价相关实验室生物安全、菌株运送、质量控制等制度（详见附表 5-8）。

（三）指标要求

1. 辖区结核病实验室质量控制工作开展覆盖率。

2. 参加上级单位质量控制工作合格率。

3. 辖区结核病实验室工作人员培训工作情况。

4. 辖区结核病新诊断技术开展率及病原学阳性率。

5. 组织辖区定点机构样本 / 菌株运输及时性及规范性。

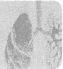

第六章 结核病定点医疗机构的评价

了解定点医疗机构结核病防治工作的组织管理机制、患者报告与登记、实验室检查、规范诊疗、健康教育、感染控制等工作的开展情况，系统评价定点医疗机构结核病防治工作质量，不断提升结核病防治工作水平。

一、 组织管理

（一）工作要求

各级定点医疗机构按照法律、法规、防治规划、规范、技术指南等要求开展相关的结核病防治工作，建立有效的结核病防治工作机制，成立领导小组、结核病诊治专家小组等；制定结核病防治工作规章制度，明确各相关部门、人员工作职责，定期开展院内培训；制定以结核病患者为中心的院内结核病发现、登记、报告、转诊、诊疗及随访等工作流程；制定与本级疾病预防控制机构或基层医疗卫生机构有效衔接的随访管理制度；将结核病防治工作纳入本机构绩效考核内容，定期对结核病相关科室开展结核病诊疗、管理质量内部评价。具体内容见附表6-1。

（二）评价方法

现场听取汇报、现场查阅定点医疗机构提供的相关文件及资料；现场访谈相关人员，了解这些文件、制度执行过程中存在的问题与困难。

（三）指标要求

1. 建立定点医疗机构内部结核病防治工作机制。
2. 建立定点医疗机构结核病防治工作规章制度。

3. 建立以结核病患者为中心的院内结核病发现、登记、报告、转诊、诊疗及随访等工作流程。

4. 成立结核病诊疗质量控制委员会或有相应的质量控制部门或人员，质量控制部门或人员职责、分工明确。

5. 制定结核病诊疗质量持续改进措施（含培训、疑难病例讨论等）。

6. 将结核病防治工作质量纳入科室绩效考核内容。

客观评价定点医疗机构内部组织管理是否有章可循、运行顺畅；是否有持续的纠错、改进措施，促使诊疗水平不断提升。

二、 政策保障

（一）工作要求

建立定点医疗机构结核病防治工作保障机制，保障结核病诊疗所需的医护人员、设备、场地、防护设施、医用耗材等；结核病诊治医生、护士配备数量及结核病患者床位数，实验室检测项目、检测人员配备能够满足结核门诊工作需求。具体内容见附表6-2。

（二）方法

现场听取汇报、现场查阅定点医疗机构提供的相关文件及资料；现场访谈相关人员，了解这些文件、制度执行过程中存在的问题与困难。

实地查看定点医疗机构门诊、住院病房及实验室布局与设置。

（三）指标与要求

1. 每年拨付至定点医疗机构的结核病防治专项经费及使用领域。

2. 定点医疗机构从事结核诊治医务人员的薪酬分配原则。

3. 从事结核病诊治临床医生的数量、专职或兼职人员数量；门诊护士数量；从事结核病实验室检验人员的数量；其他与结核病诊疗管理相关人员的设置。

4. 结核病患者床位数量，耐多药患者床位数量；日均开设门诊诊间数，日均患者门诊就诊量。

5. 实验室开展结核病病原学诊断配置的设备及建立的技术；各种技术日均检测样本量。

6. 设置健康宣教场地，有健康教育材料。

客观评价当地政府对定点医疗机构开展结核病防治工作公共卫生经费的投入与补偿机制，以及定点医疗机构结核病诊疗医务人员的配置、诊疗所需的设备、场地等是否能满足开展结核病诊治工作的需求。

三、 登记报告质量

（一）工作要求

定点医疗机构要按照国家相关法律、规范、指南等要求开展结核病登记、报告工作，确保传染病网络以及结核病管理信息系统报告及时性、信息完整性和准确性。根据《中华人民共和国传染病防治法》，医疗卫生机构诊断的肺结核患者（包括确诊病例、临床诊断病例）和疑似肺结核患者均为法定传染病报告对象。患者为学生、幼托儿童或教师须填报其所在学校、幼托机构全称及班级名称。肺结核或疑似肺结核病例被诊断后，实行传染病报告管理系统的责任报告单位应于 24 小时内进行网络报告。

对定点医疗机构诊断的活动性肺结核和肺外结核患者，都应进行登记，为所有的登记对象建立结核病患者门诊病案，并将主要信息录入中国疾病预防控制信息系统。结核病监测系统的录入时限要求：患者诊断时的相关信息应在获得信息后的 24 小时内完成录入；患者治疗过程中的随访检查、治疗转归结果等信息应在获得信息后的 48 小时内完成录入。

（二）方法与指标要求

1. **肺结核患者报告规范性** 现场抽查定点医疗机构近 6 个月内任意时

间段（至少 1 个月）的初诊肺结核患者和疑似患者，与国家传染病报告系统数据进行核对，计算本次现场评价的肺结核患者报告率。

肺结核患者报告率 =（同期在国家传染病报告系统报告的初诊肺结核患者和疑似肺结核患者数 / 一定时期内定点医疗机构所有科室诊断的初诊肺结核患者和疑似肺结核患者数）×100%。

2. 肺结核患者登记规范性　现场抽查定点医疗机构近 6 个月内任意时间段（至少 1 个月）的初诊患者登记本、实验室登记本、结核患者登记本、国家结核病管理信息系统信息，核查确诊的肺结核患者是否在结核病管理信息系统登记，计算本次现场评价的肺结核患者登记率。

肺结核患者登记率 =（同期在国家结核病管理信息系统登记的患者数 / 一定时期内本机构临床诊断的肺结核患者数）×100%。

3. 肺结核患者病历填写规范性　对非耐药结核病定点医疗机构，现场抽取近 6 个月内结案的活动性肺结核患者病历 5 份；对耐药结核病定点医疗机构，现场抽取近 6 个月内结案的活动性敏感肺结核患者病历 3 份、已结案的耐多药肺结核患者病历 2 份，计算本次现场评价的肺结核患者病历书写规范率。

肺结核患者病历书写规范率 =（病例填写规范的患者病历数 / 专家组现场抽查的肺结核患者病历数）×100%，具体见附表 6-3。

4. 敏感（耐药）肺结核患者病历与结核病信息管理系统数据一致性　敏感肺结核数据核查，现场抽取近 6 个月内结案的患者病历 5 份（见附表 6-4）；耐药肺结核数据核查，现场抽取治疗 6 个月以上的患者病历 5 份（至少包含 2 份已结案病历）（见附表 6-5），计算本次现场评价的敏感（耐药）肺结核患者病历与国家结核病管理信息系统数据一致率。

敏感（耐药）肺结核患者病历与结核病管理信息系统关键数据一致率 = [敏感（耐药）肺结核患者病历与国家结核病管理信息系统数据一致字段数 / 现场抽查的肺结核患者病历关键信息总字段数]×100%。

四、 **患者诊断质量**

（一）工作要求

各级定点医疗机构必须按照国家结核病预防控制工作技术规范的要求开展结核病的诊疗工作。定点医疗机构诊断与治疗肺结核患者必须符合最新的国家肺结核诊断标准、门诊诊疗规范和临床路径等有关技术指南要求。各级定点医疗机构需建立结核病诊治专家小组，定期开展细菌学阴性肺结核和疑难结核病患者诊断的讨论。

对肺结核可疑症状者及时拍摄胸部 X 线片、对疑似肺结核患者规范开展病原学等相关检查；对病原学阳性肺结核患者开展耐药筛查；对病原学阳性患者的密切接触者进行肺结核可疑症状筛查。耐药结核病定点医疗机构对耐药肺结核高风险人群和所有病原学阳性患者开展药物敏感性测定。

（二）方法、指标与要求

1. 定点医疗机构非结核科室疑似 / 确诊患者转诊规范性 现场抽查定点医疗机构近 6 个月内任意时间段（至少 1 个月）非结核科室（如呼吸科、实验室等）的临床记录，对于有"疑似肺结核"诊断的患者（包括门诊及住院患者），核查转诊到结核科的记录，计算本次现场评价的定点医疗机构非结核科室疑似 / 确诊患者转诊率。

定点医疗机构非结核科室疑似 / 确诊患者转诊率 =（转诊到结核科的肺结核患者和疑似肺结核患者数 / 非结核科室诊断的肺结核患者和疑似肺结核患者数）×100%。

2. 临床诊断结核病患者病原学结果 现场抽取评价日期前 2 个月至前 1 年时期内定点医疗机构临床诊断结核病患者，现场查看一定时期内（至少 2 个月）的实验室痰涂片、培养和分子检测结果，统计该时期内实验室病原学阳性患者数量，计算本次现场评价的结核病患者病原学阳性检出率。

临床诊断患者病原学阳性检出率 =（同期实验室涂片阳性、仅培养阳性、仅分子生物学阳性患者总数/一定期间内临床诊断的患者数）×100%。

3. 菌阴肺结核诊断规范性 现场抽取近6个月内5～10份菌阴肺结核患者的病历，如果没有住院病历的定点医疗机构，应对门诊病历进行抽查。由专家组调查和评估诊断分类及诊断依据是否充分，计算本次现场评价的菌阴肺结核规范诊断率（附表6-6）。

菌阴肺结核规范诊断率=（诊断规范、依据充分的患者数/专家组现场抽查菌阴肺结核患者病历数）×100%。

（三）评价

客观评价定点医疗机构对结核病可疑患者、结核病患者的诊断是否符合国家结核病预防控制工作技术规范、国家肺结核诊断标准、门诊诊疗规范和临床路径等有关技术规范和指南的要求，评价患者发现过程中的优缺点，提出改进措施，促进结核病诊断的及时性和准确性。

五、 患者治疗质量

（一）工作要求

各级定点医疗机构必须按照国家结核病预防控制工作技术规范的要求开展结核病的诊疗工作。定点医疗机构结核病患者的治疗方案必须符合肺结核诊疗规范要求，市级结核病定点医疗机构建立院内专家组以及专家讨论会诊制度，对耐药患者以及疑难重症肺结核患者的治疗方案定期进行会诊讨论；在肺结核患者治疗过程中及时开展所需各项检查，按照规定做好药物不良反应的报告和处理；针对住院治疗的患者，住院、出院指征符合肺结核临床路径要求；对在本机构治疗的肺结核患者（包括耐药肺结核患者）及时落实全程治疗管理、掌握治疗转归并及时登记报告等。

（二）方法与指标与要求

1. 敏感（耐药）肺结核患者治疗规范性 抽取近 6 个月内结案的 3 例初治敏感肺结核患者和 2 例复治敏感肺结核患者的病历，评估本次敏感肺结核患者规范治疗率；抽取治疗至少 6 个月或近 6 个月内结案的 5 例耐药肺结核患者的病历评估本次耐药肺结核患者规范治疗率（附表 6-7）。

敏感（耐药）肺结核患者规范治疗率 =[规范治疗的敏感（耐药）患者数 / 专家组现场抽查的敏感（耐药）肺结核患者数]×100%。

2. 肺结核患者治疗效果 从国家结核病管理信息系统抽取 1 年内（开始治疗时间为现场评价日期前 24 个月至前 12 个月）本机构登记治疗的所有肺结核患者，并收集患者治疗转归，计算本次现场评价的肺结核患者成功治疗率。

肺结核患者成功治疗率 =（同期内完成疗程和治愈的患者数 / 一定期间内纳入治疗的肺结核患者数）×100%。

（三）评价

结合定点医疗机构结核病患者的治疗药物方案、治疗过程中的相关检查、不良反应处置以及出入院指征、治疗转归等内容，客观评价其对结核病患者的治疗规范性，督促降低患者在治疗过程中不规范、不合理情况的发生，提高患者的治疗成功率。

六、 感染控制

（一）工作要求

各级定点医疗机构必须有感染控制部门及专职人员负责结核病感染控制工作，制定院内结核病感染控制制度与计划，定期开展院内结核病感染控制培训；落实合理、有效的感染控制措施，包括管理控制、环境控制和个人防护等措施，院内感染控制部门每年至少进行一次督导检查。

门诊设置肺结核患者与其他患者分诊措施，设立医务人员专用通道。医务人员规范佩戴医用防护口罩，且医用防护口罩接受过适配性试验。制定和落实方便患者就诊的流程和措施，为就诊患者提供外科口罩，设置单独的留痰区并落实通风、消毒措施。医护人员应每年进行职业体检，其中含胸部CT和/或结核潜伏感染检测等，具体见附表6-8。

（二）方法

现场听取汇报、查阅资料、实地查看、人员访谈。

（三）指标与要求

1. 制定院内结核病感染控制制度、计划。

2. 制定合理感染控制措施，包括管理控制、环境控制和个人防护等措施。

3. 有医务人员专用通道。

4. 定期开展院内结核病感染控制培训。

5. 有方便患者的就诊流程和措施。

6. 设置单独的留痰区并落实通风、消毒措施。

7. 医护人员每年进行职业体检，其中含胸部CT和/或结核潜伏感染检测等。

（四）评价

客观评价定点医疗机构结核病感染控制措施的落实情况，降低医务人员、患者等的院内感染风险，保障医疗行为在院内安全有序地开展。

七、 实验室能力与质量

（一）工作要求

各级定点医疗机构需具备独立结核病实验室，配备相应检测人员负责结核病病原学检测工作，检测人员具备检测能力或相应的资格证书。实验室建立完善的质量控制体系，包括但不限于制定实验室规章制度、标准化操作流程、生物安全规定等。县（市、区）级结核病定点医疗机构具备开展结核病病原学检测能力，市级及以上机构具备开展结核病病原学检测、药物敏感性试验、菌种鉴定能力。结核病实验室各项操作符合相应生物安全等级要求。实验室所用设施、设备和材料（含防护屏障）符合国家相应的标准和要求。各项检查结果登记、报告准确完整，并及时反馈检查结果。有效开展室内和室间质量评估措施，且室间质量评估结果达到合格及以上。及时开展各项检测项目，无漏检，满足临床结核病诊治的需求。菌种或样本保存符合国家相关规定，菌种运输材料完整，包装、运输、操作、储存和管理等符合规范。详见附表6-9。

（二）方法

现场听取汇报、查阅资料、实地查看、人员访谈。

（三）指标与要求

1. **标本质量情况**　根据实验室登记本，现场统计实验室一定时期内（至少1个月）送检初诊患者标本数及合格标本数，计算送检标本合格率，评价送检标本质量。

初诊患者标本合格率 = 合格的标本数量 / 全部标本数量 ×100%。

2. **实验室质量控制情况**　现场评价实验室已开展项目的操作规范性，查看实验室参与上级部门组织的室间质评项目及相应的结果，根据情况统计分析实验室抗酸杆菌痰涂片镜检、分枝杆菌分离培养、结核分枝杆菌药物敏感性试验及分子检测质量控制情况。

培养污染率 = 污染的培养管数量 / 培养管总数 ×100%；

涂阳培阳率 = 涂片检查阳性且培养阳性的病例总数 / 涂片检查阳性并进行培养的病例数 ×100%；

涂阳分子检测阳性率 = 涂片检查阳性且分子检测阳性病例总数 / 涂片检查阳性并进行分子检测的病例数 ×100%。

（四）评价

综合评价定点医疗机构结核病实验室的人员、能力、设备、技术、生物安全等方面是否符合国家有关要求，降低样本污染风险，提高痰菌检出率和病原学结果阳性率。

八、健康教育与培训

（一）工作要求

各级定点医疗机构按照规范要求开展结核病健康宣传与教育工作，落实相关人员对来院就诊的结核病患者及其家庭密切接触者、可疑症状者、疑似肺结核患者开展结核病健康教育工作。定点医疗机构有开展结核病健康促进所需的场地、设备和材料，定期举办健康教育活动。

（二）方法

现场听取汇报、查阅资料、实地查看、人员访谈。

（三）指标与要求

1. 安排人员负责开展结核病患者及其家庭密切接触者、可疑症状者、疑似肺结核患者等的结核病健康教育工作。

2. 有开展结核病健康促进所需的场地、设备和材料。

3. 定期举办结核病健康教育和宣传活动。

（四）评价

结合定点医疗机构结核病健康教育工作开展情况，客观评价该项目工作是否符合国家有关指南和规范的要求。

第七章 其他医疗机构的评价

确保其他医疗机构（以下称非定点医疗机构）建立完善的结核病报告转诊制度，明确报告、转诊流程，确保转诊到位率，保障肺结核或疑似肺结核患者能够及时报告并转诊到定点医疗机构明确诊断，加强肺结核患者的发现。同时加强非定点医疗机构结核病防治培训、健康教育、实验室检测和感染控制等相关工作，确保非定点医疗机构结核病防治相关工作规范开展。

一、 疑似患者的报告与转诊

（一）工作要求

对就诊的肺结核或疑似肺结核患者进行报告，对辖区内肺结核或疑似肺结核患者进行转诊。

（二）方法

选取当地一家非定点医疗机构，抽查既往一段时间内（如半年）放射科或临床科室诊断中包含肺结核或疑似肺结核的患者10例（不足10例全部核查），详见附表7-1。查看医疗机构是否进行了报告，是否进行了转诊（统一查阅非定点医疗机构的转诊单存根、转诊登记本和国家传染病报告系统），计算报告率和转诊率。

（三）指标与要求

非定点医疗机构建立完善的结核病报告和转诊制度，明确人员职责和分工。

1. 肺结核患者报告率＝（同期末国家传染病报告系统报告的初诊肺结核

患者和疑似肺结核患者数/一定时期内非定点医疗机构所有科室诊断的初诊肺结核患者和疑似肺结核患者数）×100%。

2. 转诊率=（转诊到结核定点医疗机构的肺结核患者和疑似肺结核患者数/非定点医疗机构诊断的肺结核患者和疑似肺结核患者数）×100%。

（四）评价

客观评价非定点医疗机构内部肺结核和疑似肺结核患者的报告和转诊工作质量，提高肺结核发现水平。

二、 健康教育

（一）工作要求

了解结核病非定点医疗机构对于结核病相关健康教育工作开展情况。

（二）方法

选取当地一家非定点医疗机构，现场访谈医院分管领导、预防保健科、放射科、感染科、内科（呼吸科）等相关科室负责人或主要业务人员，查看相关台账，了解医疗机构对结核病防治相关工作人员的结核病防治培训、健康教育和感染防控等工作具体开展情况。

（三）指标与要求

非定点医疗机构应对结核病防治相关工作人员开展健康教育工作，确保工作人员在结核病防治工作中落实感染防控相关要求，掌握对肺结核和疑似肺结核患者开展健康教育所需的专业知识。

对肺结核和疑似肺结核患者开展健康教育工作。

（四）评价

客观评价非定点医疗机构结核病相关健康教育工作开展情况，确保其内部医务人员和前来就诊的患者掌握必要的结核病防治知识。

三、　实验室能力与质量

（一）工作要求

对已开展结核病实验室相关检测工作的非定点医疗机构，了解其实验室工作相关资质、制度保障以及工作质量。

（二）方法

选取当地一家开展结核病实验室检测工作的非定点医疗机构，查看检测人员是否具备检测能力或相应的资格证书；实验室是否建立完善的质量控制体系；结核病实验室各项操作是否符合相应生物安全等级要求；实验室所用设施、设备和材料（含防护屏障）是否符合国家相应的标准和要求。

（三）指标与要求

非定点医疗机构如开展实验室检测工作，应具备相应的软件、硬件资质和能力，拥有完善的质量控制体系，具体要求与结核病定点医疗机构相同。

（四）评价

客观评价非定点医疗机构结核病实验室检测工作相关资质、制度保障以及工作质量，确保实验室检测工作规范开展。

第八章 社区卫生服务机构的评价

了解社区卫生服务机构的结核病防治工作，包括患者报告、转诊、追踪、密切接触者筛查和随访管理等工作落实情况，确保结核病患者及时发现，督促结核病患者规范完成全疗程服药；了解社区卫生服务机构结核病健康教育和培训工作开展情况。

一、政策与保障

（一）工作要求

建立社区卫生服务机构结核病防治工作保障机制，结核病患者随访管理纳入当地基本公共卫生项目，社区结核病防治经费列入当地基本公共卫生经费预算。保障结核病防控工作落实所需的医护人员、设备、场地、防护设施等，社区结核病随访管理工作人员的配备必须满足辖区内结核病患者随访管理要求；社区工作人员掌握结核病患者健康管理服务规范的要求。

（二）方法

现场听取汇报，查阅文件、资料与账目，现场访谈与座谈，实地查看。

（三）指标与要求

1. 统计从事结核病防治工作的人员数量，专职或兼职人员数量。
2. 基本公共卫生经费到位情况和分配原则。
3. 设置健康宣教场地，有健康教育材料，定期开展健康教育活动。

（四）评价

客观评价该社区卫生服务机构开展结核病防治工作公共卫生经费的投入与补偿机制；社区卫生服务机构开展结核病患者随访管理的人员配置是否满足需求。

二、　患者报告与转诊

（一）工作要求

了解社区卫生服务机构结核病患者报告和转诊机制、制度和流程，了解患者推介转诊过程中存在的主要问题及未到位的主要原因。

依据《中华人民共和国传染病防治法》，诊断的肺结核患者（包括确诊病例、临床诊断病例）和疑似肺结核患者均为法定传染病报告对象。患者为学生、幼托儿童或教师须填报其所在学校/幼托机构全称及班级名称。肺结核或疑似肺结核病例被诊断后，传染病信息报告管理系统的责任报告单位应于 24 小时内进行网络报告。

非定点医疗机构（或结核病定点医疗机构的非结核门诊）应将诊断的肺结核或疑似肺结核患者转诊到患者现住址所在的县（市、区）级结核病定点医疗机构（或结核病定点医疗机构的结核门诊）。转诊时应对患者进行健康教育，嘱患者到结核病定点医疗机构或其结核门诊进行诊治并告知患者定点医疗机构的地址、联系电话等信息，同时做好转诊记录并告知定点医疗机构。

（二）方法

1. 现场查看社区卫生服务机构相应登记本，如门诊日记、实验室登记本、放射科影像学结果登记本等，核查是否将发现的疑似肺结核患者转诊至结核病定点医疗机构，查看有无漏报和错报，与可疑症状者/疑似肺结核患者"双向转诊单"比对，核查是否开出"双向转诊单"。

2. 与国家传染病报告信息系统中导出的由该社区卫生服务机构报告的肺结核可疑症状者 / 疑似肺结核患者名单进行比对，查看有无漏报、迟报和错报等。

3. 查看工作台账中的"疑似肺结核患者转诊登记表"和"肺结核患者追踪登记表"，了解肺结核可疑症状者 / 疑似肺结核患者到位和未到位追踪监管情况。

（三）指标与要求

1. 肺结核患者 / 疑似患者转诊率 = 实际转诊患者数 / 应转诊患者数 × 100%，其中实际转诊患者数为本医疗机构填写"双向转诊单"/"三联单"，推荐到结核病定点医疗机构进行结核病检查的患者数，应转诊患者数为本医疗机构发现的肺结核患者、疑似患者或肺结核可疑症状者。肺结核患者 / 疑似患者转诊率要求达到 100%。

2. 社区卫生服务机构患者报告率 = 实际报告患者数 / 应报告患者数 × 100%，社区卫生服务机构患者报告率要求达到 100%。

（四）评价

患者报告和转诊是结核病患者发现的重要环节，客观评价该社区卫生服务机构结核病患者报告和转诊机制是否完善，发现其中存在的问题。

三、 患者的追踪

（一）工作要求

了解社区卫生服务机构疑似结核病患者和结核病患者追踪工作开展情况，了解疑似结核病患者追踪未到位和结核病患者中断治疗的原因。

具备以下情况之一均为追踪对象：①医疗卫生机构报告或转诊的非住院

肺结核或疑似肺结核患者 24 小时内未到辖区结核病定点医疗机构就诊者；②检查结果为"利福平耐药"的患者在报告后的 3 天内未到本辖区耐多药肺结核定点医疗机构就诊者；③在医疗卫生机构住院治疗的肺结核患者，出院后 3 天内未到辖区结核病定点医疗机构就诊者。社区卫生服务机构应开展追踪。

若县（市、区）级疾病预防控制机构电话追踪 5 天内未到结核病定点医疗机构就诊者，社区卫生服务机构人员要到患者家中了解具体情况，劝导患者到结核病定点医疗机构就诊，并向县（市、区）级疾病预防控制机构进行反馈。

（二）方法

现场查看工作台账中的"疑似肺结核患者转诊登记表"和"肺结核患者追踪登记表"。了解肺结核可疑症状者 / 疑似肺结核患者到位和未到位追踪监管情况，了解结核病患者中断治疗的原因。

（三）指标与要求

报告肺结核患者和疑似肺结核患者的总体到位率 = 到位人数 / 应转诊人数 ×100%。

报告肺结核患者和疑似肺结核患者的总体到位率指某一地区，在一定时期内，医疗机构转诊到位和疾病预防控制机构追踪到位的肺结核患者或疑似肺结核患者占应转诊患者数的比例。

（四）评价

客观评价该社区卫生服务机构疑似结核病患者和结核病患者的追踪开展情况，了解未到位原因及中断治疗原因，发现存在的问题。

四、 患者的随访管理

（一）工作要求

各级社区卫生服务机构按照《肺结核患者健康管理服务规范》的要求，切实落实对患者的治疗管理，积极开展以患者为中心的关怀服务，加强健康促进和患者沟通，保障患者的治疗依从性。

社区卫生服务机构要对所有纳入治疗的活动性肺结核患者进行规范化治疗管理。社区卫生服务机构在接到县（市、区）级疾病预防控制机构管理肺结核患者的通知后，应在 72 小时内完成第一次入户随访；定期对患者进行督导服药和随访管理，当患者停止抗结核治疗后，应对其进行结案评估。

（二）方法

1. 现场查看工作台账中"肺结核患者管理登记"，与结核病专报系统中导出的该社区卫生服务机构管理的患者名单比对，查看有无漏登。

2. 现场抽查 1～3 名已结案肺结核患者的"肺结核患者第一次入户随访记录表""肺结核患者随访服务记录表"及"肺结核患者治疗记录卡"，了解患者督导服药及第一次入户随访情况和患者治疗转归情况。

3. 现场查看该社区所有利福平耐药肺结核患者的名单，了解利福平耐药肺结核患者的随访管理情况。

4. 与社区卫生服务机构相关工作人员进行访谈，了解该社区是否按照《肺结核患者健康管理服务规范》的要求落实确诊患者的治疗管理工作。

5. 了解该社区卫生服务机构对肺结核患者主要采用的督导服药管理方式及原因。

6. 了解目前肺结核患者第一次入户随访和随访管理过程中存在的问题和困难。

7. 了解该社区外出 / 失访患者的数量及失访原因。

8. 现场访视或电话追访 1～3 名在治肺结核患者（至少包括 1 名利福平

耐药肺结核患者），查看其"肺结核患者第一次入户随访记录表""肺结核患者随访服务记录表"及"肺结核患者治疗记录卡"，通过询问了解其治疗管理和督导服药情况；询问患者医务人员第一次入户随访和随访管理情况，核实记录的真实性；了解患者坚持治疗管理有无困难；了解患者因结核病治疗产生的经济负担等情况，告知患者坚持治疗的重要性，嘱其按时服药，定期随访。

（三）指标要求

1. 肺结核患者管理率＝已管理的肺结核患者数／辖区同期经上级医疗机构确诊并通知基层医疗卫生机构管理的肺结核患者数 ×100%。

其中分子为辖区内确诊的患者中，具有第一次入户随访记录的患者数；分母为现住址为辖区内且是上级告知应管理的患者（包括迁出、拒绝治疗、已死亡、因不良反应中断治疗、诊断变更的患者），考核迁出、拒绝治疗、死亡等事件发生之前的管理情况，并在第一次入户随访记录中备注原因，因不良反应中断治疗、诊断变更需要定点医疗机构结核门诊临床诊断。

2. 肺结核患者规则服药率＝按照要求规则服药的肺结核患者数／同期辖区内已完成治疗的肺结核患者数 ×100%。

其中分子为规则服药的患者人数，分母为现住址为辖区内且是上级告知应管理的患者（包括迁出、拒绝治疗、已死亡、因不良反应中断治疗、诊断变更的患者）。考核迁出、拒绝治疗、死亡等事件发生之前的服药情况，因不良反应中断治疗、诊断变更需要定点医疗机构结核门诊临床诊断，并在随访记录中备注原因。丢失、抽查发现不真实档案，视作未规则服药。

规则服药：整个疗程中，患者在规定的服药时间实际服药次数占应服药次数的 90% 以上。

（四）评价

客观评价该社区卫生服务机构《结核病患者健康管理服务规范》的落实情况，了解结核病患者中断治疗和失访的原因，了解社区卫生服务机构在落实过程中存在的困难和问题。

五、 病原学阳性肺结核患者密切接触者的筛查

（一）工作要求

社区卫生服务机构应对病原学阳性肺结核患者的密切接触者开展筛查，主动发现传染源。

病原学阳性肺结核患者的密切接触者指与登记的病原学阳性肺结核患者在其确诊前 3 个月至开始抗结核治疗后 14 天内直接接触的人员。社区卫生服务机构人员在对病原学阳性肺结核患者开展第一次入户随访时，应对患者的密切接触者进行症状筛查，并将发现的肺结核可疑症状者推介到结核病定点医疗机构接受结核病检查。

（二）方法

1. 现场查看工作台账中"病原学阳性肺结核患者密切接触者症状筛查记录表"，核查是否对病原学阳性肺结核患者开展症状与相关筛查。

2. 了解有症状的密切接触者或疑似肺结核患者是否转诊到结核病定点医疗机构接受检查，转诊后是否对密切接触者开展追踪。

3. 了解社区卫生服务机构工作人员是否掌握密切接触者的诊断结果，是否做好记录。

（三）指标要求

病原学阳性肺结核患者密切接触者筛查率 = 实际筛查的人数 / 应筛查总人数 ×100%。

（四）评价

客观评价该社区卫生服务机构对病原学阳性肺结核患者密切接触者的筛

查工作开展情况，了解密切接触者的转诊追踪情况，了解密切接触者中确诊的患者所占比例。

六、健康教育与培训

（一）内容

各级社区卫生服务机构应按照规范要求开展结核病健康宣传与教育工作，对辖区内结核病患者及其家庭密切接触者、可疑症状者、疑似肺结核患者开展结核病健康教育工作。社区卫生服务机构有开展结核病健康促进所需的场地、设备和材料，定期举办健康教育活动。

社区卫生服务机构应按要求针对目标人群定期举办结核病健康教育和培训工作，并参加上级机构举办的结核病相关培训。

（二）方法

1. 现场查看工作台账中"结核病防治健康教育活动情况"，查看是否有结核病防治宣传布告和宣传画，悬挂、张贴的位置是否合理等。

2. 查看健康促进资料的接收和发放记录，了解主要活动的开展情况，查看该社区卫生服务机构开展结核病宣传的各种纸质及影像资料。

3. 与社区卫生服务机构相关工作人员进行访谈，了解转诊医生是否对可疑症状者/疑似肺结核患者开展转诊前的宣教工作，每位患者的宣教时长和主要内容。

4. 询问如何开展落实结核病健康教育工作，了解对健康教育材料的需求等。

5. 现场查看工作台账中"结核病防治会议、培训（学习）记录"，查看培训工作相关文字资料，了解培训班种类、培训对象、培训主要内容、培训后学员能力提高程度等情况。

（三）指标和要求

要求社区卫生服务机构及时发放健康促进材料和开展健康促进活动，有相关接收和发放记录，有健康促进活动相关资料；要求社区卫生服务机构不定时开展培训和派人参加培训。

（四）评价

客观评价社区卫生服务机构结核病相关健康教育工作开展情况，提升辖区居民结核病知晓率；了解社区卫生服务结构工作人员组织举办培训和派人参加上级机构组织的结核病相关培训的情况，提升社区工作人员的知识水平和工作能力。

第九章 评价结果反馈

　　现场评价结束后，评价组组长牵头对评价结果分析工作进行分工，各评价组成员对现场评价所获得的定量数据资料进行深入统计分析，对现场所见的定性资料进行分类并梳理分析其存在的深层次问题。各评价组成员分别将督导所见、存在的问题及下一步工作建议汇总至组长处，组长进行汇总描述，并对罗列的问题及建议按照重要性进行梳理，形成最终评价结果并开展反馈。

　　评价结果的反馈是结核病防治工作现场评价的最后一环，也是十分重要的一环，直接决定评价的最终效果。在对评价检查结果全面分析的基础上，评价组将评价的结果通过现场和/或书面报告的形式反馈至当地，通过罗列问题、针对性地分析原因，引起被评价地区行政与业务部门的重视，以期改进当地的工作，提升工作质量，使评价的结果得以充分利用，促进被评价地区的结核病防治工作全面提高。

一、 现场反馈

（一）现场反馈的要素

1. 现场反馈方式　根据现场评价所见及存在的问题，和当地商议现场反馈方式，一般以口头和座谈会方式进行反馈。一般层面的技术问题，可在现场向专业技术人员进行口头和示范反馈。如果问题主要存在于政策、部门协调或机制层面，评价组需要向当地提出，组织相关政府部门或机构进行现场会议反馈。

2. 现场反馈参加对象　具体业务负责人员参加现场反馈，如果问题涉及多部门，则需要召集相关职能部门或业务岗位人员参加。如结核病临床诊疗规范性问题的现场反馈，需要被评价单位负责结核病临床诊疗的医生一起参与反馈，并可在现场进行讨论，共同解决问题。

会议反馈一般要求当地卫生健康行政部门主管人员、疾病预防控制中心和定点医疗机构相关负责人、具体业务负责人员一同参加。如涉及问题较大，需要更高层面解决的，应要求当地政府或相关部门参加反馈。

3. 现场反馈程序　现场反馈一般按评价专家提出问题、现场交流和形成问题解决方案的程序进行。会议反馈则按照评价组反馈现场评价结果、肯定成绩、总结工作亮点、提出存在的问题及建议，双方交流形成解决问题的共识，被评价地区代表表态等程序进行。

（二）现场反馈注意情况

1. 现场反馈应客观描述当地工作现况，肯定取得的成绩，归纳总结工作亮点与经验，对存在的问题要按照重要性分类排序，并分析可能存在的原因，提出建议，应针对存在的问题逐条提出解决的方案。

2. 现场反馈应简洁明了，陈述问题不宜晦涩不清，保持条理清晰，重点突出。如时间允许，可制作评价反馈的多媒体材料。

3. 现场反馈也可以对存在的问题与当地进行交流，讨论解决的方案。通过双方的深入沟通，可以将问题分析得更为透彻，提出的解决方法更全面。对当地所提的问题及时进行解答，无法解答可带回商定后尽早回复。

4. 如向政府部门反馈，反馈的问题应更突出政策层面；如向技术部门反馈，反馈的问题应突出技术解决方案。

二、 报告反馈

（一）报告反馈的要素

1. 报告反馈的对象　评价报告一般以评价主体发文的书面方式反馈给被评价机构，如果存在问题较多，可以政府或卫生健康行政部门形式发文。

发文可根据不同问题联合不同部门进行发文反馈，如临床、检验质控部门、卫生监督部门等。发文反馈除了主送被评价机构外，还须抄送当地相关行政部门。

2. 报告内容框架

（1）标题：突出评价的对象和内容。例如：××省结核病防治工作情况督导评价报告；××省××市结核病临床质量情况评价报告。

（2）评价日期：指在被评价单位进行评价活动现场的起止日期。

（3）评价地点：指本次评价活动地点。例如：××省、××市、××县××单位。

（4）评价组成员：逐一列出参加本次评价的全部人员名单。

（5）评价报告正文

1）背景：简单叙述被评价单位所在地的一般情况（包括自然、地理、人口和经济等），结核病防治机构设立、人员和经费，结核病疫情，既往开展结核病防治工作的成就与困难等。

2）活动安排：简要叙述本次评价的全过程，包括听取了哪些汇报，根据《现场评价清单》进行了哪些评价活动（其中包括核实什么资料、在哪里进行了什么样的现场观察、与哪些人员进行了什么内容的访谈等）。

3）评价发现：根据《现场评价清单》、现场观察、个人访谈的记录描述，特别要注意成绩与经验尽可能全面叙述，以利于对各级人员给予鼓励和今后工作的开展。

4）存在问题：对存在问题的描述应注意把政策性与技术性问题分开。向政府或行政部门领导反馈的问题应是概念性的，而不必过多拘泥于细节。问题的严重性最好量化表示，特别要反映出对上次评价中发现问题的随访情况。

5）建议：建议应针对问题而提出，提出的建议要分轻重缓急，不要过多。建议的描述不应出现强迫性的文字。所有建议必须根据当地的实际情况，具有明显针对性、可行性，应明确谁来做、怎样做，且改进后的效果可以测量。

6）附件：为突出正文的重点，减少正文篇幅，应将正文中结论性数据的原始资料和相关内容作为附件，可分别列在若干个附件中。

3. 报告反馈的注意情况

（1）应尽量缩短反馈周期，使评价意见能迅速送达被评价单位。评价活动结束后原则上应于 2 周内将评价报告反馈至被评价单位。

（2）语言应简洁客观，能让被评价对象清楚地知道评价报告所反映的问题；提出问题应紧扣评价所见，不应提出一些无关的问题。

（3）应对评价报告中的存在问题进行分析并针对性地提出建设性建议，建议要有操作性。

（4）视问题的严重性，可要求被评价对象提交整改报告，并规定整改报告反馈时间，对问题整改情况进行追踪。

（二）评价报告模板

范例 1：

关于反馈 ×× 市结核病防治工作评价情况的函

×× 市疾病预防控制中心，××× 市、×× 县疾病预防控制中心：

为深入了解你市 2018—2019 年结核病防治工作开展情况，及时发现、分析、解决结核病防控工作中存在的问题与困难，我中心组织了此次对你市的结核病防治工作现场评价。现将评价情况反馈如下：

一、评价内容和方法

（一）评价地区：×× 市及其所辖 ××× 市和 ×× 县。

（二）评价时间：2019 年 5 月 5—7 日。

（三）评价人员：×××、×××、×××、×××、×××。

（四）评价内容

1. 结核病防治规划落实情况，结核病防治工作的组织、人员、经费、设备、医保政策等情况。

2. 结核病患者发现、网络报告、转诊、追踪情况。

3. 结核病定点医疗机构的规范化诊疗情况、结核病实验室建设及工作开展情况。

4. 耐多药肺结核可疑者筛查及耐多药肺结核患者规范化诊疗情况。

5. 肺结核患者健康教育、评价管理、疾病负担、医保政策保障及患者满意度等情况。

（五）评价方法

听取相关工作汇报，查看疾病预防控制中心、定点医疗机构的相关资料；检查定点医疗机构的结核病网络报告、诊断、治疗规范化情况；检查耐多药肺结核定点医疗机构的耐多药肺结核患者诊疗规范化情况。

二、评价结果

（一）医保政策落实情况

××市本级将结核病治疗纳入大病医疗商业补充保险（参照慢性病治疗报销），门诊报销 2 000 元封顶，住院报销 5 500 元封顶。×××市、××县则将结核病治疗纳入特殊病种报销。×××市城镇职工医保住院起付线 700 元，报销比例 85%，门诊无起付线，报销比例 80%，6 000 元封顶；城乡居民医保住院起付线 700 元，报销比例 75%，门诊无起付线，报销比例 60%，4 000 元封顶。××县城镇职工医保住院报销比例 85%，门诊报销比例 25%，城乡居民医保住院报销比例 75%，门诊报销比例 25%。

（二）结核病防治机构与人员配置情况

××市疾病预防控制中心现有结核病防治专业人员 3 名，其中专职 2 名，兼职 1 名；××医院（地市级结核病定点医疗机构）现有结核门诊医师 11 名，其中耐多药专职医生 3 名，结核病患者床位 83 张，耐多药患者床位 18 张，实验室工作人员 3 名（专职 2 名、兼职 1 名）；×××市疾病预防控制中心现有结核病防治人员 5 名，其中专职 4 名、兼职 1 名；×××市人民医院（县级结核病定点医疗机构）现有结核病门诊医师 2 名及实验室工作人员兼职 7 名；××县疾病预防控制中心现有结核病防治人员 1 名，专职做结核病规划管理；××县人民医院现有结核门诊医师 1 名，专职实验室工作人员 1 名。

（三）定点医疗机构内部转诊情况

现场了解 ××市、×××市及 ××县定点医疗机构内部转诊流程，均没有明确的医疗机构内部转诊流程。

抽查××市医院放射科2019年3月登记的10例疑似肺结核患者的转诊情况，院内转诊10例，总体到位率为100%。

抽查×××市人民医院放射科2019年3月登记的10例疑似肺结核患者转诊情况，区院内部转诊到位3例，疾病预防控制中心与社区卫生服务中心追踪到位7例，总体到位率为100%。

抽查××县人民医院放射科2019年3—4月登记的10例疑似肺结核患者的转诊情况，5例医院内部转诊，5例由疾病预防控制中心与社区卫生服务中心追踪，共7例到位，3例未在HIS系统查到其到位就诊信息，总体到位率为70%。

（四）肺结核患者的发现情况

2019年1—3月××市新登记结核病患者784例，比去年同期（670例）上升了17.0%。其中新涂阳287例，比去年同期（260例）上升了10.4%。

2019年1—3月×××市新登记结核病患者113例，比去年同期（97例）上升了16.5%。其中新涂阳56例，比去年同期（45例）上升了24.4%。

2019年1—3月××县新登记结核病患者65例，比去年同期（87例）下降了25.3%。其中新涂阳21例，比去年同期（23例）下降了8.7%。

（五）结核病定点医疗机构临床诊疗规范化情况

从登记分类、治疗分类、化疗方案、2个月末痰检情况和转归结果5个方面调查××市医院结核病专报数据一致性，随机抽查5例治疗满2个月的肺结核患者，根据病案记录和专报信息数据的对比，5例肺结核患者病案中部分患者基本信息未填写，3例患者检查填写不规范，2例患者病程记录不规范。5例肺结核患者病案记录与专报关键信息一致率为92%。抽取了5例治疗至少满6个月的耐多药肺结核患者病案，查看其治疗情况，1例患者登记分类错误，病案记录完整，与专报关键信息一致率为80%。

×××市人民医院手工登记病案记录和专报信息的关键信息一致率为100%，抽查了5份活动性肺结核患者的病历，×××市人民医院5份病历中2例患者基本情况填写部分缺失，病程记录填写不规范；查体描述、诊断书写格式不够规范；复诊记录过于简单。抽查到的 3 例涂阴肺结核患者未登记治疗，痰培养阳性报告出来才登记治疗，造成延误治疗，对传染控制不利。结核病用药未考虑患者体重，剂量偏低。

×× 县人民医院手工登记病案记录和专报信息的关键信息一致率为100%。×× 县人民医院抽查的 5 份病历，3 份门诊病历中病程记录不规范，1 例患者应为复治患者，误判为初治，并以初治方案治疗。

3 家定点医疗机构均无不合理使用二线药的现象。

（六）耐多药肺结核可疑者筛查情况

×× 市医院抽查的 10 例耐多药肺结核可疑患者中，9 例均开展培养，1 例住院患者转诊至门诊后实验室涂片报告阴性未做培养。可疑者筛查率为90%。

抽查了 ×× 市人民医院 10 例耐多药肺结核可疑者，其中 1 例患者由杭州市红会医院开展了筛查，其余 9 例均由本院开展筛查。核查专报耐药检查对象登记情况，发现 4 例患者重复登记 2 次及以上，2 例可疑者信息培养结果未及时录入。

抽查了 ×× 县人民医院 9 例耐多药肺结核可疑者，4 例患者未筛查，可疑者筛查率为 55.5%。

（七）肺结核患者的督导管理、疾病负担、患者满意度等情况

电话随访了 5 例 ××× 市在管的肺结核患者，其中 1 例为耐多药肺结核患者，5 例患者均表示在就诊时接受了门诊医生的口头宣教。在接受治疗的过程中，除 1 例患者称没有接受过督导管理外，其余患者都接受过疾病预防控制机构或社区医务人员上门或电话督导，督导频率基本为每月 1～2 次。2 例患者治疗过程中出现过漏服药的情况。5 例患者中，4 例患者均有医保，但是 5 例患者中除享受结核病免费提供的药品及相关检查外，4 例患者费用自费承担。每月自费 200～600 元不等，主要是护肝药及化验费用。3 例患者对整个医疗服务过程表示基本满意，2 例患者对医疗服务表示满意。

电话随访了 4 例 ×× 县在管的肺结核患者，上门访视 1 例耐多药肺结核患者，5 例患者均表示在就诊时接受了门诊医生的口头宣教；在治疗过程

中，3例患者表示医务人员未对其进行督导管理。医疗费用方面，4例患者有城乡居民医保，1例为外省医保，但自诉均进行过报销，自费承担400～1 000元不等，项目为护肝药物、检查费用。3例患者表示对医疗服务满意，2例患者表示基本满意。

（八）结核病实验室基本情况

1. ××市医院

医院建立了专用的结核病痰涂片镜检实验室、分离培养与药敏实验室及分子生物学实验室，布局合理，符合结核病实验室生物安全要求。仪器设备齐全，符合检测工作的需求。实验室负责就诊患者的常规痰涂片镜检、分离培养及药敏试验等工作，负责××市各县、市区上送培养阳性物的药敏试验。

医院结核病实验室工作情况总体良好，其中液体快速培养及药物敏感性检测工作已常规开展，结核快速诊断技术基因芯片检测系统已安装到位但尚未开展。

实验室开展两种方法进行痰涂片镜检，其中住院患者采用集菌法涂片镜检，门诊患者为直接涂片镜检。集菌法采用痰标本经氨水消化后，在涂片镜检实验室直接用高压灭菌锅处理，再进行离心涂片。现场可闻到较浓的氨水味，现场同工作人员交谈，获悉用这种方法已经损坏了几个高压灭菌锅。氨水对高压锅存在腐蚀作用，采用此种方法存在较大的生物安全隐患，同时，该方法不符合国家结核病实验室标准化操作程序要求。

现场查看实验室登记本，存在登记不规范现象。其中痰检登记本收费患者及免费患者分开登记，××区和××区的患者也分别予以编号区别，登记本有部分内容未按照国家结核病防治规划要求进行登记。固体药敏试验登记本中，未记录对照管和药敏管细菌生长情况，药敏结果报告直接根据药敏管是否有菌落生长进行敏感或耐药的报告，不符合标准判定规程，存在误判结果的可能。实验室室内质量控制工作有待进一步加强，未对培养工作进行室内质量控制工作。

2. ×××市人民医院

×××市人民医院检验科微生物室承担结核病实验室检测工作，有专门的结核病实验用房，分区合理，符合BSL-2实验室要求。结核病实验室实行轮岗制，由微生物室工作人员每天1人轮岗开展结核病实验室检测工作。目前开展痰涂片镜检和固体分离培养项目，快速液体培养设备已安装到位，但尚未开展。痰涂片制作规范，但实验室登记本记录不规范，结果记录在检验科的LIS系统中。痰涂片室内质量控制工作开展较好，定期用脓肿分枝杆菌和大肠杆菌制备的质控片对染色液进行质控并记录。现场发现固体分枝杆菌分离培养有污染情况，但未开展培养的室内质控。现场发现实验室人员操作过程中均佩戴N95口罩，但前期未做适配性试验，使用的N95口罩型号不适合部分实验室人员。

3.××县人民医院

××县人民医院设有专门的结核病实验室，分区合理，符合BSL-2实验室要求，目前开展痰涂片镜检和固体分离培养，快速液体培养设备已安装到位，但尚未开展。实验室工作情况良好，未发现明显不符合工作规范的现象，记录完整。

三、存在的问题及建议

（一）继续争取医保政策，提高结核病患者门诊报销比例

本次评价发现，××市本级将结核病治疗纳入大病医疗商业补充保险（参照慢性病治疗报销），但是门诊报销2 000元封顶，住院报销5 500元封顶。对耐多药肺结核患者而言，后续至少有22个月的门诊治疗，治疗费用远远高于封顶线，极易造成患者由于无法承担医疗费用而中断治疗。建议尽快与社保部门沟通，努力将普通结核病（包括耐多药肺结核）纳入重大疾病医疗保障，保证耐多药肺结核患者报销比例不低于70%。建议加强对结核病患者医保政策的宣传，使其能够在诊疗过程中享受诊疗费用的报销。

（二）强化培训，提高结核病定点医疗机构规范化诊治水平

门诊确诊的耐多药肺结核患者登记质量有待加强，建议医疗机构内部开展医务人员培训，提高医务人员结核病防治水平，明确结核病患者的登记分类定义，保证专报信息的登记质量，定点医疗机构的医务人员应认真学习《中国结核病防治规划实施工作指南》《结核病化疗指南》，按指南规范结核

病患者的登记分类，进行诊断和治疗，用药剂量适当，以免剂量不足导致耐药。建立市专家指导小组，建立病例讨论制度，及时诊断治疗涂阴病例，如仍不能明确诊断，及时会诊或转上级医院。对治疗前痰培养阳性的病例，不应仅以痰涂片阴转为判断治愈停药的标准，还应在强化治疗后复查痰培养，即还需痰培养阴转来判断是否已治愈，如培养仍然阳性，需进一步做药敏试验。应重视门诊病历质量，患者复诊记录应详细询问并记录，主要内容包括上次就诊到本次复诊的用药情况是否规律、用药时间，如不规律记录其原因；症状有无改善，有无药物不良反应，如有应记录其种类、程度、持续时间、进展及处理意见、诊断小组复核诊断结果等。医疗机构应建立结核病规范化诊治和门诊病历书写质量控制制度，加强质量控制，定期自查考核。

本次抽查发现××县人民医院耐多药可疑者筛查率较低，应尽快对耐多药可疑者开展痰培养，尽早发现耐多药肺结核患者，开展有效治疗。

（三）加强对定点医疗机构与社区卫生服务机构的指导与评价，提高结核患者的随访质量

××市各级疾病预防控制机构指导帮助所辖定点医疗机构建立内部转诊的工作机制与流程，确保所有的疑似患者在放射科报告后至结核病门诊就诊。加强社区医务人员对辖区内结核病患者的督导管理，确保访视频率，提高DOTS的执行质量。由于××市耐多药肺结核防治工作处于起步阶段，县（市、区）疾病预防控制机构应加强对耐多药肺结核患者的随访管理，确保发现的耐多药肺结核患者能及时就诊并纳入规范化治疗。

（四）进一步提高实验室质量，加快快速诊断技术在临床中的应用

××市疾病预防控制中心应加强对全市实验室的督导工作，定期统计各实验室的分枝杆菌分离培养污染率、涂阳培阴率；规范各实验室显微镜镜检用油，加强显微镜的维护保养，规范涂片保存的要求；加强对全市结核病实验室检测人员的规范化培训工作，特别是对新进人员的培训工作，强调规范化、标准化操作，培训内容除理论培训外，应加强实验室实践操作培训。各级实验室应尽快开展液体快速培养技术，××市医院也应尽快开展结核菌基因芯片快速耐药及菌种鉴定工作，提高病原学阳性率。

范例 2：

×省疾病预防控制中心办公室（×省结核病诊治质量控制中心）

关于反馈××××年××市结核病防治工作督导情况的函

××市（县、区）疾病预防控制中心，××市（县、区）人民医院：

为了解××市结核病防治工作现状，发现和解决存在的问题与困难，×省疾病预防控制中心联合省结核病诊治质量控制中心组织相关人员对××市有关单位的结核病防治工作进行了现场督导。现将督导情况反馈如下：

一、督导内容和方法

（一）督导地区和单位

督导地区为××市所辖××区和××市，被督导单位包括××市、××区和××市疾病预防控制中心，××医院，××区人民医院及××街道社区卫生服务中心、××卫生院。

（二）督导时间

××××年×月××—××日。

（三）督导人员

督导专家组成员名单（包括组成、联络员、成员等）。

（四）督导内容

1. "十三五"结核病规划制定情况，结核病防治工作的组织、人员、经费、设备等情况。

2. 结核病患者发现、网络报告、转诊、追踪和实验室诊断情况。

3. 结核病社区管理规范落实，患者随访、督导管理情况。

4. 结核患者门诊规范化诊治。

5. 耐药肺结核患者的发现、治疗及管理情况。

6. ××××项目各项工作落实情况。

（五）督导方法

听取相关工作汇报，查看相关文件资料；检查结核病的网络报告质量、内部转诊到位情况；抽查结核病患者临床诊治规范性情况；检查疾病预防控制中心结核病防治工作开展情况，检查定点诊治与管理单位的诊断、治疗与随访情况；抽查社区卫生服务中心的患者社区管理规范落实情况；访谈有关工作人员。

二、督导结果

（一）基本情况

××市已制定下发《××市结核病防治三年行动计划（2018—2020年）》《××市结核病分级诊疗和综合防治服务模式工作实施方案（试行）》。根据××市最新政策，××年×月将耐多药结核病纳入特殊病种报销范畴，但是普通结核病的门诊报销仍没有特殊的医保政策。

按照××××项目的要求，××市已对门诊信息化系统进行改造，电子病历已开始试运行，正在进一步完善中，与区域卫生信息化平台接口正在改造中。

××市疾病预防控制中心有结核病防治人员6名，专职3名、兼职3名，主要从事防治管理和统计监测，1名兼职负责结核病实验室质量控制。××医院为××市的市级结核病定点医疗机构（耐多药结核病定点医疗机构），结核病防治人员15名，其中专职12名、兼职3名；结核临床医师20名，专职12名、兼职8名，负责耐多药结核病8名，结核病患者床位数48张（其中耐多药床位数10张），检验专职5名。××区疾病预防控制中心有专职结核病防治人员1名。××市××区人民医院有结核病防治人员5名，其中专职临床医生1名，兼职1名，结核病患者床位6张；兼职检验2名，预防保健科工作人员兼职1名。××市疾病预防控制中心专职结核病防治人员1名。××市人民医院有结核病防治人员13名，其中专职4名、兼职9名。临床医生11名，专职2名、兼职9名，结核病患者床位数18张，专职检验人员1名，专职药房人员1名。

（二）患者发现、治疗与管理情况

1. 患者发现情况

××××年上半年××区共登记活动性肺结核患者123例，与去年同期（125例）基本持平，其中涂阳患者45例，与去年同期（43例）基本持平；××市共登记活动性肺结核患者138例，比去年同期（176例）下降

27.54%，涂阳患者 59 例，比去年同期（72 例）下降 22.03%。

2. 报告、转诊及追踪情况

利用医院 HIS 和影像系统抽查 ×× 医院非结核门诊、住院和放射科诊断结果与结核病有关的病例 20 例，除呼吸科的患者 4 例，直接由呼吸科医生排除而未转诊。其余 16 例疑似患者中，实际报告和转诊 10 例，未转诊 6 例，报告转诊率为 62.50%。抽查 ×× 医院非结核门诊、住院和放射科诊断结果与结核病有关的病例 20 例，除呼吸科直接排除未转诊 2 例，应报告和转诊 18 例，实际报告和转诊 16 例，未报告转诊 2 例，报告转诊率为 88.89%。抽查 ×× 区人民医院非结核门诊、住院和放射科诊断结果与结核病有关的病例 17 例，应报告和转诊 17 例，实际报告和转诊 17 例，报告转诊率为 100%。

3. 耐药筛查与专报推送录入情况

核查 ×× 医院耐药筛查开展情况，抽查 10 例应筛查的患者，其中耐药高危患者 5 例，耐药非高危患者 5 例，除 1 例耐药非高危患者没有开展耐药筛查外，其余患者均推送并开展耐药筛查。

核对 ×× 区人民医院耐药筛查开展情况，抽查 10 例应筛查的患者，其中 5 例耐药非高危患者中，1 例患者虽专报系统显示涂阳培阴，但实验室未查到记录，询问后患者为外院治疗查出痰检阳性。5 例耐药高危患者中，专报系统显示已推送耐药检查，核查实验室记录显示 1 例患者涂片阴性，1 例患者实验室显示涂阴培阳，与专报系统信息不一致。

4. 结核病社区管理规范落实、患者随访、督导管理情况

×× 社区卫生服务中心，有 1 名专职医生承担肺结核患者健康管理服务工作，×××× 年 1—8 月在管的结核病患者 14 例，转诊疑似结核病患者 8 例，健康管理服务工作符合规范要求，管理台账资料记录保存完整，社区督导医生对在管患者的治疗管理情况比较清楚，督导形式以首次上门督导加电话随访为主，充分利用区域卫生服务平台获取患者在全市的就诊取药情况。

×× 卫生院，有 1 名专职医生承担肺结核患者健康管理服务工作，×××× 年 1—8 月在管的结核病患者 30 例，开展涂阳患者密接筛查 12 例，健康管理服务工作符合规范要求，管理台账资料记录保存完整，社区督导医

生对在管患者的治疗管理情况比较清楚。

（三）结核病专报系统数据登记情况

抽查××医院5份普通肺结核病历，核查原始病历记录与专报记录的一致性（包括登记分类、治疗分类、化疗方案、2个月末痰检情况和转归结果），有1份病历化疗方案填写不规范，与专报方案不一致，1份病历2个月末痰检记录阳性与专报系统2个月末痰检记录阴性不一致，由于医院电子病历信息不全，纸质病历转归信息均没有按要求填写，无法核对转归结果一致性。结核病专报数据关键信息一致率为90%（18/20）；抽查5份治疗满6个月的耐多药肺结核患者病历，核查原始病历记录与专报记录的一致性（包括登记分类、化疗方案、6个月末痰检情况、6个月末痰培养情况和转归结果），3份病历登记分类不一致，1份病历6个月末痰检和痰培养结果没有记录，与专报录入不一致，结核病专报数据关键信息一致率为72.2%（13/18）。

抽查××医院5份普通肺结核患者病历，1份病历治疗分类、化疗方案手工登记与专报系统不一致，转归结果显示未完成，但专报结案为治愈；1份病历未找到2个月末痰检记录，与专报痰检阴性不一致，结核病专报数据关键信息一致率为82.61%（19/23）。抽查××区人民医院5份普通肺结核患者病历，手工登记与专报均一致，结核病专报数据关键信息一致率为100%（25/25）。

抽查××医院实验室药敏记录本，核查××××年1—7月实验室报告为利福平耐药的患者10例，核对结核病信息管理系统登记情况，有3例患者未查到登记记录。

（四）结核病定点医疗机构病历书写规范化情况

抽查××区人民医院5份普通肺结核患者病历，医院目前以电子病历为主，但由于新老信息系统更换，衔接不规范，病程内不能及时反映病情变化、辅助检查情况。所有确诊患者的初诊病案为纸质病案，复诊记录均为电子记录，所有病程记录无纸质版手工签名，其中3份病历无治疗管理结果，所有纸质病案无病案登记号。

抽查县（市、区）级定点医疗机构：××区人民医院6份普通肺结核患者病历基本情况记录详细，但纸质版病历没有标注患者登记号，病程记录、治疗情况书写较为简单，检查填写基本缺项，4份病历无治疗管理结果报告。××医院5份普通肺结核患者病历，基本情况、治疗情况、检查单粘贴填写均规范、完整，现病史及病程记录相对简单，部分复查痰检报告为手工化验单。

（五）结核病定点医疗机构临床诊疗规范化情况

抽查××医院5份普通肺结核患者病历，4份使用标准化方案，均使用FDC，1份使用个体化化疗方案，均无不合理使用二线药的情况。3份病历均有不同程度的痰检缺失或漏查，1份病历缺5个月、6个月末痰检，1份病历缺2个月末痰检，1份病历治疗4个月后未及时就诊，无去向说明。

抽查区级定点医疗机构：××区人民医院6份病历方案基本正确，4份病历不同程度缺失痰检报告（1份5个月末、1份2个月末、2份6个月末痰检记录缺失），其中2份病历有临床医生开具痰检医嘱，但未查到痰检报告。××医院5份病历诊疗记录显示均比较规范，1份病历缺6个月末痰检记录。

抽查××医院5份耐多药肺结核患者病历，2份6个月末痰检阴性，3份6个月末痰检阳性，1例患者未就诊，仅为家属定期配药，自服药为主，所有患者住院时间均小于30天，其中所有患者注射期使用的阿米卡星注射药均未达到标准的6个月疗程，无法体现24个月全疗程记录。

（六）定点医疗机构结核病实验室检测质量及规范化情况

1. ××医院

医院设有专用结核病实验室，结核病相关实验由5人兼职开展，工作人员流动性大，涂片镜检日均30张，涂片制作较规范；初治患者涂片阳性率25%；主要开展液体快速培养和药敏，平均每周培养量80例，每个月药敏量130例。实验室配备GeneXpert，平均每月工作量120例，配备生物芯片系统，菌种鉴定平均每月工作量20例，耐药检测平均每月工作量50例。

检查中发现基因芯片检测未在PCR实验室进行，不符合生物安全和分子生物学检测的规范流程。未及时更换最新版登记本（包括痰涂片、培养、药敏、分子生物学）。初诊、随访患者查痰次数规范率不符合标准（初诊三次查痰率 10%、初诊二次查痰率 10%、初诊一次查痰率 80%，随访二次查痰率 47.2%）。

2. ××区人民医院

医院设有专用结核病实验室，2 人兼职开展痰涂片培养。涂片镜检日均 30 张，以固体培养为主，平均每周培养量 15 例，实验室配备 GeneXpert，累计工作量 160 例。涂片制作规范，结果均符合，室内各项质控、实验室相关制度比较完整，但检查记录无法区分初治、随访样本以及是否耐药高危。检查中发现培养登记本记录不全（无报告时间、无签名），固体培养污染率为 0%。

核对实验室记录本发现结核病专报系统登记的应筛查且系统显示已经开展耐药筛查的患者 10 例，1 例患者实验室显示涂片阴性，专报系统显示涂片阳性，专报系统与实验室记录不一致。1 例患者未查到实验室检测记录信息。

3. ××医院

医院设有结核病专用实验室，专职检验人员 1 名。平均每日涂片 25 张，每周开展固体培养 20 例，每月开展 GeneXpert 技术检测 30 例。涂片制作规范，结果符合。痰涂片镜检、培养及分子的室内质控体系完整。

检查发现实验室布局不合理，无分区，达不到生物二级实验室的要求；高压灭菌器放置在走廊，不符合生物安全要求。培养登记本记录不全（无阴性标注，部分无报告时间），未及时更换最新版登记本。痰涂片染色镜检未设置对照片。固体培养污染率为 1%。

三、问题和下一步工作建议

（一）争取多渠道筹资保障结核病，提高患者就诊依从性

尽管××市已经将耐多药结核病纳入特殊病种的医保范畴，但普通结核病患者仍没有特殊的医保政策，患者诊疗负担依旧很重。根据××××项目筹资方式的要求，耐多药结核病患者自付比例低于 10%，普通结核病患者自付比例要低于 30%，建议继续积极与社保部门沟通，努力提高普通结核

病门诊报销比例，多渠道筹资保障结核病，降低患者诊疗费用负担。

（二）继续健全信息化建设，完善定点医疗机构门诊电子病历信息

本次督导发现，尽管 ×× 医院通过门诊信息化改造已启用电子病历，但电子病历信息不完整，新老系统衔接不规范，不能完全覆盖原有结核病纸质病历要求的关键信息，门诊医生不能便捷地获取患者历次就诊的检查及诊疗情况，不能及时反映患者的病情变化、辅助检查结果，因此建议继续按结核病纸质病历的要求改造电子病历，保证所有关键信息能覆盖，在电子病历没有完成改造的情况下，继续按要求在纸质病案中记录完整的患者就诊信息。

（三）提高结核病定点医疗机构的结核病临床规范化诊治水平

通过对市级及县级定点医疗机构病历抽查发现，病历书写规范性有待进一步加强，保证病历书写质量，尤其是患者的各项检查结果及治疗转归的记录。督导发现耐药结核病临床诊治水平有待提高，建议加强对定点医疗机构临床医生的培训，耐多药结核病患者的诊疗规范需要定期核查，建议成立耐药专家小组，定期对耐药患者的治疗方案和治疗效果进行评价，保证耐药患者的治疗效果。

（四）增加人力资源的投入，规范和健全定点医疗机构结核病疑似患者报告和转诊机制，提高专报录入信息质量

督导发现 ×× 医院院内转诊率较低，存在漏转、漏登的情况，且由于呼吸科与结核科医务人员岗位调整，存在呼吸科直接排除患者而未转诊至结核科的情况，建议医院规范院内转诊流程，对于其他非结核门诊发现的疑似患者做到及时转诊和报告，明确各部门职责，保证疑似结核病患者不漏转、不漏报。建议增加预防保健科人力资源投入，目前仅有一名兼职人员负责耐药筛查登记报告工作，对于结核病内部转诊核查工作没有专人负责，容易造成没有及时发现而漏转漏报的疑似患者。预防保健科对耐药检查对象的推送情况需要与门诊医生沟通，明确筛查流程，建议门诊与预防保健科定期核对推送耐药筛查的名单，及时发现未筛查的检查对象，保证所有耐药检查对象都能及时接受耐药筛查并把实验室结果登记在结核病管理信息系统。

（五）及时调整结核病实验室布局，保证结核病实验室符合生物安全要求

本次督导检查发现 ×× 区人民医院实验室布局不合理，无分区，达不到生物二级实验室的要求，建议尽快按结核病实验室的布局要求进行整改，保证实验室生物安全要求，杜绝生物安全隐患。

以上为本次联合督导发现目前工作中存在的问题，希望 ×× 市及 ×× 区和 ×× 市相关单位能够对照这些问题进行整改，并在 ×× 月月底之前以书面形式（需盖章）提交整改报告至 × 省疾病预防控制中心结核病防治所，联系人：××，联系地址：× 省疾病控预防控制中心结核病防治所，联系电话：0571-8711×××。

× 省疾病预防控制中心办公室（结核病诊治质量控制中心）

××××年××月××日

××办公室关于开展对××市结核病防治工作现场评价的通知

××市、××县（市、区）卫生健康委：

为进一步落实国家和省卫生健康委结核病防治政策和××结核病项目的各项要求，强化结核病防治工作各项举措，提高结核病防治工作质量，按照我省20××年结核病防治工作计划和××结核病项目计划，拟对你们开展结核病防治工作质量现场评价。现将有关事项通知如下。

一、评价内容

（一）结核病防治工作的组织、人员、经费、设备等情况；医保政策争取、落实情况。

（二）结核病患者发现、网络报告、转诊、追踪和实验室诊断情况。

（三）结核病社区管理规范落实，患者随访、督导管理情况。

（四）结核病患者门诊规范化诊治、患者满意度等情况。

（五）耐药肺结核防治工作的组织、实施与专项经费使用情况；耐药肺结核患者的发现、治疗及管理情况。

（六）××结核病项目各项工作落实情况。

二、评价时间与安排

督导时间：×月××—××日。

具体安排：×月××日××现场评价，×月××—××日××县（市、区）现场评价，×月××日现场反馈。

三、其他事项

（一）被评价单位需准备当地结核病防治工作汇报内容。

（二）现场评价人员名单请见附件。

（三）联系人：××，电话：×××××××，邮箱：××××××。

××省（市、县）结核病××××办公室

××××年×月××日

附件：现场评价组人员名单

姓名	单位	职务／职称
×××	××××××	××××××
……		

附录2　结核病防治工作现场评价清单

附表 5-1　结核病防治规划、政策与经费保障情况

内容	督导要求	方法	指标与要求	结果（是/否）	备注
制定并下发本地结核病年度工作计划	必查	查看文件[本年度]	制定并下发	是　　否	
纳入当地政府目标管理考核	必查	查看文件[本年度]	纳入	是　　否	
市(区、县)本级结核病防治专项经费到位情况	必查	应配套数以省级经费预算配套经费金额为准[查阅上一年度];查阅结核病信息管理系统	到位率100%	应配套经费数＿＿万 实际到位数＿＿万 到位率(%)＿＿＿	
市(区、县)本级结核病防治专业人员配备情况	选查	查阅结核病信息管理系统,本年度情况	市级15名,超过10个县区,增加1名。区、县级8名。	疾控机构:结防人员＿名,其中专职＿名,兼职＿名 防治管理＿名,统计监测＿名,检验＿名,其他＿名　市级定点医疗机构:结防人员＿名,其中专职＿名,兼职＿名 临床医生＿名,其中专职＿名,兼职＿名 耐多药专职＿名 结核病床位数＿张,耐多药床位数＿张 实验室人员专职＿名,兼职＿名,每日从事结核病实验室工作人员＿人	

附表 5-2　耐多药肺结核病患者诊疗补助经费使用情况评价表

补助单位：＿＿＿＿＿＿　　　　核查时间：＿＿＿＿＿＿　　　　评价人：＿＿＿＿＿

姓名	补助日期	本次补助支付费用	核查实际费用记录情况	存在的主要问题
			1. 医疗费用来源：自费　医保（城镇职工　城乡居民　商业） 2. 是否医保报销后进行补助？　是　否 3. 是否有发放的诊疗补助费用所保留报销单据原件或复印件？是　否 4. 发放补助的范围主要有：检查费（结核病相关）抗结核药品　护肝药品　住院费　其他（　　） 5. 是否存在超出抗结核治疗范围的情况，如果有请记录	
			1. 医疗费用来源：自费　医保（城镇职工　城乡居民　商业） 2. 是否医保报销后进行补助？　是　否 3. 是否有发放的诊疗补助费用所保留报销单据原件或复印件？是　否 4. 发放补助的范围主要有：检查费（结核病相关）抗结核药品　护肝药品　住院费　其他（　　） 5. 是否存在超出抗结核治疗范围的情况，如果有请记录	

方法：核查本地留存的《耐多药肺结核病患者诊疗补助经费使用情况一览表》或者市级上报的《耐多药肺结核患者诊疗补助经费使用情况统计表》。

附表 5-3　结核病专报数据一致性评价表

医院＿＿＿＿＿＿＿　　　　　　　　　　　　　　　　　　评价人＿＿＿＿＿＿

患者姓名*	登记号	登记分类		治疗分类		化疗方案		2个月末痰检情况		转归结果		备注
		手工登记记录**	专报	手工登记记录	专报	手工登记记录	专报	手工登记记录	专报	手工登记记录	专报	

结果登记：一致的信息字段数＝　　　条，总信息字段数＝　　　条，关键信息一致率＝　　　％

（关键信息一致率＝一致信息字段数／总信息字段数×100%）

注：*随机抽取5例治疗满疗程的初治肺结核患者，原则上需包含2例涂阳肺结核患者。

　　**手工登记记录包括患者登记本和患者病案等资料。

附表 5-4　耐多药结核病专报数据一致性评价表

医院＿＿＿＿＿＿＿　　　　　　　　　　　　　　　　　　评价人＿＿＿＿＿＿

患者姓名*	登记号	登记分类		化疗方案		6个月末痰检情况		6个月末痰培养情况		转归结果		备注
		手工登记记录**	专报	手工登记记录	专报	手工登记记录	专报	手工登记记录	专报	手工登记记录	专报	

结果登记：一致的信息字段数＝　　条，总信息字段数＝　　条，关键信息一致率＝　　％

（关键信息一致率＝一致信息字段数／总信息字段数×100%）

注：*随机抽取5例治疗满6个月的耐多药肺结核患者，其中2例需满疗程。如登记不足5例，核查所有耐多药肺结核患者。

　　**手工登记记录包括患者登记本和患者病案等资料。

附表 5-5 ＿＿＿＿年＿＿＿＿季度耐药肺结核患者登记、治疗及管理情况

专报系统登记数	纳入治疗情况		社区管理情况	
	耐药追踪管理本登记数	未接受二线治疗患者数	开始门诊治疗数	落实治疗管理数
A	B	C	D	E

耐药患者纸质登记与专报一致率（B/A）＝　％

耐药患者纳入治疗率［（B-C）/B］＝　％

耐药患者落实社区治疗管理率（E/D）＝　％

附表 5-6　免费一线抗结核 FDC 药品出入库及发放管理评价表

内容	结果（从备注中选填）			备注（询问并核查记录）
	市级	县区 1	县区 2	
20××年市疾病预防控制机构接收省级下发或接收其他地(市)调入药品是否有入库手续		/	/	0. 无;1. 有,仅结核病防治科记录;2. 有,结核病防治科和后勤都有参与,但都是手工单;3. 有,通过后勤信息系统管理;4. 其他请说明
20××年市疾病预防控制中心向县(区)疾病预防控制中心、市级定点医疗机构或向其他地(市)调拨药品是否有出库手续		/	/	
20××年县(区)疾病预防控制中心接收市疾病预防控制中心下发或其他单位调入的药品是否有入库手续	/			0. 无;1. 有,仅结核病防治科记录;2. 有,结核病防治科和后勤都有参与,但都是手工单;3. 有,通过后勤信息系统管理;4. 辖区定点医疗机构直接和市疾病预防控制中心等药品发放单位对接且手续齐全;5. 其他请说明
县(区)疾病预防控制中心向所辖定点医疗机构或监狱等医院下发药品是否有出库手续	/			
20××年第 × 季度,疾病预防控制中心向所辖定点医疗机构发放免费药品数量为	四联:__二联:__	四联:__二联:__	四联:__二联:__	核查疾病预防控制中心出库凭证,并在此勾选数量单位:片、盒、箱

附表 5-7 _____县（市、区）学校结核病聚集性疫情处置工作评价表

姓名	性别	年龄	症状筛查记录	PPD筛查记录	胸部X线筛查记录	涂片检查记录	培养检查或分子检查记录	预防性服药记录（含告知书）	3个月末胸部X线检查记录	6个月末胸部X线检查记录	12个月末胸部X线检查记录

注：抽取辖区内上年度学校疫情中 5 名密切接触者的筛查资料，不足 5 名的全部抽取，至少有 2 名为 PPD 强阳性者。

规范处置要求如下：

1. 15 岁及以上的密切接触者，必须同时进行症状筛查、结核菌素皮肤试验和胸部 X 线检查。15 岁以下的密切接触者，应先进行肺结核症状筛查和结核菌素皮肤试验，对肺结核可疑症状者以及结核菌素皮肤试验强阳性者开展胸部 X 线检查。

2. 对肺结核可疑症状者、结核菌素皮肤试验强阳性者、胸部 X 线异常者应当收集 3 份痰标本进行痰涂片和痰培养检查，培养阳性菌株进行菌种鉴定和药物敏感性试验。

3. 对筛查发现的胸部 X 线未见异常并且排除活动性肺结核，但结核菌素皮肤试验强阳性的密切接触者，在其知情、自愿的基础上可对其进行预防性服药干预；拒绝接受预防性服药干预者应在首次筛查后 3 个月末、6 个月末、12 个月末到结核病定点医疗机构各进行一次胸部 X 线检查。

4. 规范处置率＝处置规范的条目数 / 应开展的处置条目数 ×100%。

附表 5-8 结核病防治工作实验室主要指标督导检查单

_____年_____月_____日

_____疾病预防控制中心

内容	方法	结果（是 / 否）	备注
实验室基本情况	现场查看	工作人员数量_____;实验室面积_____;仪器设备_____;	
制订年度工作计划	查看文件 [本年度]	是否制订实验室结核病工作计划　是　否	
新诊断项目开展及病原学阳性率	提前掌握监测数据，访谈当地工作人员，针对未达标项目了解存在的问题	病原学阳性率不低于 50%　是　否	

内容	方法	结果（是/否）	备注
辖区质控工作开展情况	检测相关的记录	是否按照国家规范规定开展相关的质控工作 是　否	
结核病实验室工作开展情况	查阅实验室LIS系统或登记本，核查实验室工作量	是否常规开展GeneXpert配备:是　否,每月工作量_____ 试剂是否充足:是　否　;是否用于公共卫生任务以外的检测项目:是　否　;是否有出入库记录:是　否　;是否有试剂使用及报废记录:是　否　;下发试剂与实际使用、报废数量是否相符:是　否 1个月涂阳及涂阴培阳分子诊断开展率:_____; 1个月涂阴培养开展率:_____;一周内痰标本合格率:_____ 涂阳及涂阴培阳结核病患者耐药筛查漏检_____项,涂阴结核病患者培养检测漏检_____项,耐药高危人群耐药筛查漏检_____项,耐利福平患者培养检测漏检_____项	
生物安全	现场查看布局及相关记录	是否结核专用:是　否 通风情况:_____;功能分区是否明确:是　否 生物安全柜检测频率:____次;紫外灯:____次 口罩级别:_____;专用高压灭菌器:　有　无 收集样本方式:_____ 年度体检:一年____次	
菌株运输	现场查看菌株运输表、相关材料及询问	菌株保存方式:_____ 第三方运输机构:　有　无 如无,运输方:疾病预防控制机构　医院　频次____ 可感染人类的高致病性病原微生物菌(毒)种或样本准运证书:具备　不具备 结核病标本运送记录表(抽取5份查看信息完整性):完整的份数:(　　) 标本运送记录表中运输人员的感染性物质运输培训合格证:有　无 现场查看运输辅助包装材料:符合要求　不符合要求 样品运输是否做到双人专车运输:是　否 若委托第三方运输查看委托合同,第三方可感染性物质运输资质:有　无	

附表 6-1 结核病定点医疗机构组织管理评价表

类目	内容	结果 （是 / 否）	备注
组织管理	定点医疗机构内部结核病防治工作机制		
	定点医疗机构结核病防治工作规章制度		
	以结核病患者为中心的院内结核病发现、登记、报告、转诊、诊疗及随访等工作流程		
	成立结核病诊疗质量控制委员会或有相应的质控部门或人员，质量控制部门或人员职责、分工明确		
	制定与本级疾病预防控制机构或基层医疗卫生机构有效衔接的随访管理制度		
	将结核病防治工作纳入本机构绩效考核内容		
	制定结核病诊疗质量持续改进措施（含培训、疑难病例讨论等）		

注：本表适用于对县级及以上定点医疗机构评估。

附表 6-2 结核病定点医疗机构政策保障评价表

类目	内容	方法	结果
	经费	访谈及核查	经费来源国家_____，经费额度_____万元，经费用途_____ 经费来源省级_____，经费额度_____万元，经费用途_____ 经费来源市级_____，经费额度_____万元，经费用途_____ 经费来源县级_____，经费额度_____万元，经费用途_____ 经费来源其他_____，经费额度_____万元，经费用途_____ （可根据需要补充）

类目	内容	方法	结果
政策保障	结核科与其他科室薪酬分配原则	访谈	结核科医务人员平均待遇比较：_____全院平均水平；_____感染科；_____呼吸科； 具体请描述：_____
	健康教育	查看	健康宣教场地_____；健康教育材料_____
	人力资源配置	访谈	结核病诊治临床医生_____名,其中专职_____名,兼职_____名,耐多药专职_____名。从事结核病检验的人员_____名,其中专职_____名,兼职_____名,每日平均_____名。门诊护士_____名,其中专职_____名,兼职_____名(具有其他专职人员及岗位请备注) 结核病床位数_____张,耐多药床位数_____张
	结核门诊工作情况	访谈	日均开设门诊诊室间数_____,日均门诊量_____ 请在下方横线上选填:1.门诊医生;2.门诊护士;3.专职聘用人员;4.其他请备注 健康教育负责人_____登记报告负责人_____转诊追踪负责人_____病案资料负责人_____ 定期开展健康教育活动:是/否 设置有健康宣教场地:是/否 健康教育材料:是/否
	实验室常规项目及工作量	访谈并核查	涂片镜检方法:_____,平均每日量:_____张,最多_____张,最少_____张; 人工还是全自动仪器:_____,仪器种类:_____; 培养方法:_____,每月_____例;药敏方法:_____,每月_____例 分子病原检测:有 无,检测方法:_____每月_____例; 菌种鉴定方法:_____;每月工作量_____; 耐药基因检测方法:_____每月工作量_____; 其他项目:_____每月工作量_____

注：本表适用于对县级及以上定点医疗机构评估。

附表 6-3　肺结核患者病历书写规范评估表

编号	患者登记号	患者基本情况填写	主诉/病史填写	检查填写	诊断结果填写	治疗情况填写	病程记录填写	治疗管理结果填写
1								
2								
3								
4								
5								

注：1. 如"规范"在表中填"1"，如"不规范"在表中填"0"。

　　2. 查看患者病历填写情况，并将结果填入表，如有一处漏填/错填/不符合要求，则判断为不规范。

附表 6-4　敏感肺结核患者结核病信息管理系统数据一致性评估表

登记号	登记分类		治疗分类		化疗方案		2个月末痰检情况		转归结果		备注
	临床记录	专报	临床记录	专报	临床记录	专报	临床记录	专报	临床记录	专报	

结果登记：一致的信息字段数＝　　条,总信息字段数＝　　条,关键信息一致率＝　　%
一致率＝(一致信息字段数/总信息字段数)×100%

注：(1) 随机抽取 5 例治疗满疗程的肺结核患者，需包含至少 2 例病原学阳性肺结核患者。

　　(2) 临床记录包括患者登记本和患者病案等资料。

　　(3) 如某项数据有结果但未填写，则视为数据不一致。

附表 6-5　耐药肺结核患者结核病信息管理系统数据一致性评估表

登记号	登记分类		化疗方案		药敏结果		6 个月末痰培养情况		转归结果		备注
	临床记录	专报	临床记录	专报	临床记录	专报	临床记录	专报	临床记录	专报	

结果登记:一致的信息字段数 =　　　条,总信息字段数 =　　　条,关键信息一致率 =　　　%

一致率 =（一致信息字段数 / 总信息字段数）×100%

注：（1）随机抽取 5 例治疗满 6 个月的耐多药肺结核患者，其中至少 2 例治疗满疗程。如登记不足
　　　5 例，核查所有耐多药肺结核患者。

　　（2）临床记录包括患者登记本和患者病案等资料。

　　（3）如某项数据有结果但未填写，则视为数据不一致。

附表 6-6　菌阴肺结核患者诊断质量评估表

序号	患者登记号	诊断	影像学		是否开展病原学检查				是否进行抗感染治疗	诊断是否合理	备注
			胸部X线质量是否合格	初步诊断结果	涂片	培养	分子诊断方法	其他			

附表 6-7　肺结核患者规范化治疗质量评估表

专报号：	性别:男□　　女□	年龄：	病案号：	治疗类型： 初治□　复治□
确诊时间：	患者类型： 敏感□　耐药□	肺结核分类:病原学阳性□　病原学阴性 □ 　　　　　　病原学未查□		
确诊耐药时间：	确诊机构:县 □　地市□　省级及以上□		类型:单耐 H□　单耐 R□ MDR □　XDR □	

诊断依据	诊断依据是否充足： ①是 □　②否□

痰涂片:①未做□　②1 次□ 　　　　③2 次□　④3 次□	涂片结果:①阴性□　②阳性□	
痰培养:①未做□　②阴性□ 　　　　③阳性□	培养方法:①固体□　②液体□	
药敏结果:①未做□　②敏感□ 　　　　　③耐药□	耐药药物:① H □　② R□　③ Ofx □　④ Lfx □ 　　　　　⑤ Mfx □　⑥ Km □　⑦ AK □ 　　　　　⑧ Cm □　⑨ SM □ 检测方法 (请注明):	
耐药基因检测:①未做□ 　　　　　　②敏感□ 　　　　　　③耐药□	耐药药物:① H □　② R□　③ E□　④ SM □ 　　　　　⑤喹诺酮类□ 检测方法 (请注明):	
X 线:①未做□　②已做□	CT:①未做□　②已做□	结核病接触史:①无□ 　　　　　　　②有□
PPD:①未做□　②阴性□ 　　　　③阳性□	结核抗体:①未做□ ②阴性□　③阳性□	IGRAs:①未做□ ②阴性□　③阳性□
结核病症状:①无□　②咳嗽□　③咳痰□　④发热□　⑤咯血□		
抗炎治疗:①无□　②合理抗炎□　③不合理抗炎□(无评估、应用氟喹诺酮或氨基糖苷 类抗炎)		
肿瘤标志物:①未做□　②正常□ 　　　　　③异常□,CEA:＿＿＿＿μg/ml,其他异常＿＿＿＿		脱落细胞:①未做□ ②阴性□　③阳性□
纤维支气管镜:①未做□　②正常□ 　　　　　　③异常□ 　　　　　　请说明＿＿＿＿	肺或其他组织活检:①未做□　②正常□ 　　　　　　　　③异常□ 　　　　　　　　请说明＿＿＿＿	

住院原因调查		
住院原因（多选）	结核病:耐药结核病□　血播□　结核性脑膜炎□　胸膜炎□　腹膜炎□　心包炎□　结核需要手术治疗□　体温≥38.5℃□	
	鉴别诊断:抗炎□　肿瘤□　活检□	
	结核伴发症:咯血□　气胸□　呼吸衰竭□　肠梗阻□	
	不良反应:过敏□　肝损害□　肾损害□　骨髓抑制□　电解质紊乱□　胃肠道反应□	
	因合并症住院:糖尿病□　冠心病□　脑血管疾病□　感染,体温≥38.5℃□　因报销政策住院□　其他,注明_____	

治疗方案及转归		普通肺结核治疗方案:		耐药肺结核治疗方案:	
治疗方案	纳入治疗:①是□　②否□	初始标准化疗方案:①是□　②否□		是否调整:①是□　②否□	开始治疗日期
	调整是否合理①是□　②否□	调整原因:①不良反应□　②经济原因□　③药品短缺□　④无注射条件□　⑤重症TB□　⑥合并症□　⑦年龄≥70岁□　⑧初始方案不合理□　⑨其他□_____			
普通肺结核疗效评估	初治2个月末（复治2个月末）	痰菌　①未做□　②阴性□　③阳性□		影像　①未做□　②好转□　③不变□　④恶化□	
	（　）个月治疗结束	痰菌　①未做□　②阴性□　③阳性□		影像　①未做□　②好转□　③不变□　④恶化□	
耐药肺结核疗效评估	2个月末	痰菌　①未做□　②阴性□　③阳性□		影像　①未做□　②好转□　③不变□　④恶化□	
	6个月末	痰菌　①未做□　②阴性□　③阳性□		影像　①未做□　②好转□　③不变□　④恶化□	
	（　）月治疗结束	痰菌　①未做□　②阴性□　③阳性□		影像　①未做□　②好转□　③不变□　④恶化□	
治疗转归结果:治愈□　完成治疗□　结核死亡□　非结核死亡□　失败□　丢失□　不良反应中断治疗□　诊断变更□　拒治□　转为耐多药□　无法评估□					

注:1. 本表适用于对县级及以上定点医疗机构评估。

2. H:异烟肼;R:利福平;Z:吡嗪酰胺;E:乙胺丁醇;SM:链霉素;Lfx:左氧氟沙星;Mfx:莫西沙星;Km:卡那霉素;Cm:卷曲霉素;PPD:结核菌素皮肤试验;IGRAs:γ干扰素释放试验;CEA:癌胚抗原。

附表 6-7 （续）

项目	治疗过程中的检查项目（在实际做的位置打钩）																						
	治疗月份																						
血常规																							
肝功能																							
肾功能																							
尿常规																							
电解质																							
TSH																							
听力																							
视力																							
痰涂片																							
痰培养																							
X 线																							
CT																							
体重																							
取药																							

附表 6-8　结核病定点医疗机构结核病感染控制工作评估表

类目	内容	方法	结果 （是 / 否）	备注
结核感染控制情况	有感染控制部门或专职人员负责结核病感染控制工作	查看文件、访谈		
	制定结核感染控制制度、计划和措施	查看文件		
	院内感染控制部门至少每年进行一次督导检查	查看文件、记录		
	至少每年对结核工作人员进行一次感染控制培训	访谈		
	门诊设置肺结核患者与其他患者分诊措施	观察		
	有医务人员专用通道	观察		
	有方便患者的就诊流程和措施	访谈		
	为就诊患者提供外科口罩	观察		
	设置单独的留痰区,该区域通风和消毒良好	观察、访谈		
	通风措施符合规范	观察		
	消毒措施符合规范	观察		
	通风与消毒设施定期维护	观察、访谈		
	医务人员规范佩戴医用防护口罩	观察、访谈		
	医务人员佩戴的医用防护口罩接受过适配性试验	访谈		
	医护人员每年进行职业体检,其中含胸部 CT 和 / 或结核潜伏感染检测	访谈		
	医疗废弃物处理符合要求	观察、访谈		

注：本表适用于对县级及以上定点医疗机构评估。

附表 6-9　结核病定点医疗机构结核病实验室检测评估表

内容	方法	结果 / 个	备注
质量控制	查看药敏熟练度测试证书、药敏登记本、培养基、药粉等；现场查看人员操作	最近一次药敏熟练度测试结果：_____ 是否批次设 H37Rv 对照：是　否 半年内污染管数：_____ 操作是否规范：是　否	
	查看痰涂片镜检室间质控结果文件或证书、痰涂片镜检登记本、室内质控复检登记表；现场抽片复核	近期痰涂片镜检能力验证或盲法复检结果：_____ 痰标本 1 个月内合格痰标本比例：_____ 查痰次数是否规范：是　否 是否批次设阴 / 阳性质控片对照：_____ 痰涂片室内质控复检频率：_____ 抽片复检比例：_____ 现场抽片 3 张阳性片 2 张阴性片复核结果	
	查看痰培养质控登记表、培养登记本（前 2 个月）、培养基、消化液等；现场查看人员操作	初复诊是否能区别：是　否 初诊涂阳培阳率：_____%，污染率_____% 是否符合指标：是　否 操作是否规范：是　否	
	查看分子检测能力验证证书；室内质控登记表；查看仪器、试剂等	近期分子检测能力验证结果：_____ 仪器维护记录：_____ 试剂是否在有效期内：_____ 是否批次设阴 / 阳性对照：_____	
生物安全	现场查看布局及相关记录	有病原微生物实验室备案表或实验室开展检测项目的资质证明材料：是　否 结核专用：是　否 实验室设计合理：是　否；功能分区明确：是　否； 通风情况：_____；生物安全柜检测频率_____次； 紫外灯_____次 口罩级别：_____佩戴是否规范：是　否 专用高压灭菌器：有　无	

内容	方法	结果 / 个	备注
菌株 运输	现场查看菌株运输 表、相关材料及询问	菌株保存方式：_____ 第三方运输机构：有　无 如无,运输方:疾病预防控制机构　医院　频次_____ 可感染人类的高致病性病原微生物菌(毒)种或样本 准运证书:具备　不具备 结核病标本运送记录表(抽取5份查看信息完整性) 完整的份数:(　　) 标本运送记录表中运输人员的感染性物质运输培训合 格证:有　无 现场查看运输辅助包装材料:符合要求　不符合要求 样品运输是否做到双人专车运输:是　否 若委托第三方运输查看委托合同,第三方可感染性物 质运输资质:有　无	

注：本表适用于对县级及以上定点医疗机构评估。

附表 7-1　医疗机构结核病转诊追踪、漏报漏登督导检查表

医院：　　　　检查人：_____　　　　_____年_____月_____日

基本信息					转诊到位 信息		报告卡 信息		专报登记 信息		备注
序号	科室	患者姓名	年龄	诊断结果 （与 TB 相关）	是否 转诊	是否 到位	是否 报告	报告 单位	是否 登记	登记 单位	
1											
2											
3											
4											
5											
6											
7											
8											
9											
10											